海派大师讲中医实录

临床篇

（下册）

主编　邹纯朴　张　挺

主审　陈　晓

全国百佳图书出版单位

中国中医药出版社

·北 京·

图书在版编目（CIP）数据

海派大师讲中医实录.临床篇.下册 / 邹纯朴, 张挺
主编. -- 北京：中国中医药出版社, 2025.6
ISBN 978-7-5132-9197-2

Ⅰ. R2

中国国家版本馆CIP数据核字第2025CM2561号

中国中医药出版社出版

北京经济技术开发区科创十三街 31 号院二区 8 号楼
邮政编码　100176
传真　010-64405721
北京联兴盛业印刷股份有限公司印刷
各地新华书店经销

开本 787×1092　1/16　印张 14.75　字数 255 千字
2025 年 6 月第 1 版　2025 年 6 月第 1 次印刷
书号　ISBN 978 – 7 – 5132 – 9197 – 2

定价　118.00 元
网址　www.cptcm.com

服 务 热 线　010-64405510
购 书 热 线　010-89535836
维 权 打 假　010-64405753

微信服务号　zgzyycbs
微商城网址　https://kdt.im/LIdUGr
官 方 微 博　http://e.weibo.com/cptcm
天猫旗舰店网址　https://zgzyycbs.tmall.com

如有印装质量问题请与本社出版部联系（010-64405510）

《海派大师讲中医实录·临床篇（下册）》

编委会

主　编　邹纯朴　张　挺

副主编　陈慧娟　李海峰　胡　静　倪力强

编　委　陈子珺　龚张斌　郝一鸣　于　凌　周毅萍
　　　　石舒尹　单宝枝　梁国庆

主　审　陈　晓

严 序

　　中医学术流派的传承对中医事业的发展具有不可或缺的重要意义，没有继承就不会有弘扬和超越。海派中医是根植于上海特定的社会、经济、文化、医学背景而形成的，具有特定内涵和地域特点的中医文化现象，以来自全国各地以及在上海地域长成的名中医群体为代表，在传统与创新，包容与竞争，中医与西医的碰撞、抗争和交融中形成的中医学派别，具有"开放包容、海纳百川、和而不同、鼎新而变、不拘一格、锐意创新"等领风气之先的特质。"海派"既是一种社会文化现象，也是一种面向未来的发展模式。继承海派中医的这种特质，对促进中医药事业的发展具有重要意义。

　　中华人民共和国成立以后，海派中医弟子们，在上海乃至全国中药事业发展中发挥了重要作用。1956年，上海中医学院（现上海中医药大学，下同）成立，建院的元老大多是海派中医的佼佼者，如程门雪、黄文东、王玉润、章巨膺、石筱山、顾伯华、夏少农、徐仲才、朱小南、陈大年、陆瘦燕、杨永璇、张伯臾、金寿山、裘沛然等，他们都为上海中医药大学的发展做出了重大贡献。20世纪七八十年代，学校为了更好地继承海派中医的学术和教学经验，组织了当时学校和社会的一些著名海派中医传人和著名教授进行学术报告活动，并进行了部分录音，深得中医同仁的欢迎和赞誉。上海中医药大学基础医学院和图书馆的领导，为了更好地保存和传播这些名家名师的学术思想和经验，组织了一批中青年教师和研究生对这些珍贵的资料进行整理，并在尊重原意的前提下，进行了文字润色，层层审核把关，通过经年的努力，编辑成卷，遂成是书。

综观各家报告的内容，颇具特点。其一，名家的报告内容涉猎甚广，有《黄帝内经》及基础理论的经义演绎，有中药、方剂要义，有学习、解读、研究经典的方法，有对历代各家学术理论和临床成就的研究和发挥，不一而足，开阔了中医学术眼界，拓展了治学思路和范式。其二，深入浅出，结合自身经验体会，从临床实践出发，破解中医基础理论之奥窍，展示了从形而下到形而上、理论联系实际、阐发理论新意的课程内容、组织方法和授课方法，对提高中医基础理论教师和中医临床教师的授课水平具有良好的示范意义。其三，学术报告突显了各位专家倾其秘囊、穷其心智、传递精华、授道解惑、启迪后学、培育人才的拳拳之心，令人感佩。

为了中医药学及其事业得以代代相传，弘扬发展，今后应更广泛地组织开展此类学术活动，通过现代信息技术和网络优势，在更广阔的范围进行传授。重要的是要对不同受众设计出具有针对性的系列报告，包括传承型的、文化型的、进展型的、创新型的、方法型的等，为培育传承精华，守正创新，发展中医药事业的人才队伍，弘扬海派学术特色，做出我们应有的努力，其贡献必将彪炳千秋。

读书稿，得靓其成，弋获良多，有感而发，是为序，祈同道裁正是幸。

中华中医药学会原副会长
上海中医药大学原校长　　严石荪
国医大师
2022 年 11 月 28 日

徐 序

我国的传统医学具有丰富的民族特色，不论是医学理论还是临床经验，都名家辈出，其学说孳乳，代有创新。

近百年来，上海为名医汇集地之一，亦是中医传承的重要基地。中华人民共和国成立前，上海中医专门学校、中国医学院等中医院校培养了许多名闻海内的中医大家。1956年，上海中医学院（现上海中医药大学，下同）成为全国首批建立的中医药院校。自开办伊始，学校即汇集了上海诸多中医名家，立德树人，培养出一批又一批的中医人才。薪火相传，当年许多老一代中医药专家的学生和助手，而今多数也已成为师承名家、学有所成的新一代名医。他们师生相承，在上海中医药大学这一片热土留下了许多精彩的华章。

基础医学院是上海中医药大学最早成立的院部之一，金寿山、张伯讷、殷品之、裘沛然等许多中医名家，都曾在学院任教任职。学院提出并秉持"勤求古训、博采众方、夯实基础、甘为人梯"的院训，以传承中医为基，以创新发展为本，为上海中医药大学创建世界一流大学做出了基础性的贡献。近年来，基础医学院为继承前辈学术经验，进一步培养中青年教师的学术能力，组织了中医基础学科的老师，将学校图书馆珍藏的建校以来诸多名家名师的讲座录音和视频，整理出版。这项活动既示名家们缅怀硕德之心，又展露出他们在新时代俯首甘为孺子牛的沉静胸怀和宁静致远的远大抱负。

斯书，实录名家讲座原貌，涉及中医基础理论、经典著作及临床各科，虽惜有不少名家未被收录，但窥一斑而知全豹，它记录了当代上海中医药教育在中医教育发展史上的奇光异彩，具有重要的学术价值和历史意义。

　　当前，中医药发展正迎来黄金时期，我们要赓续中医前辈的精神，谋求中医事业的创新性发展，本书的编著和出版是向着未来迈出的坚实一步，期望诸位老师继续勠力同心，不吝惠赐佳作，使上海中医药事业展现出更加辉煌灿烂的前景！

上海市人民代表大会教育科学文化卫生委员会主任委员

上海中医药大学原校长

上海市医学会会长

上海市医师协会会长

2022 年 7 月 28 日

胡 序

　　"生活的全部意义在于无穷地探索尚未知道的东西，在于不断地增加更多的知识。"——爱弥尔·左拉，法国小说家、理论家，著有《萌芽》《小酒店》《金钱》等。

　　诞生于华夏大地的中医学，秉承"天地人"的整体理念，扶正祛邪，阴阳混元，精要中不失大气，坚守中融合新知，护佑了一代代中华儿女的繁衍发展。在日益发达的现代社会，面对人们的生活方式和疾病谱的重要变化，面对困扰现代人的新老传染病肆虐，面对肿瘤、心脑血管疾病和各类精神障碍性疾病高发对人类健康的威胁，整理挖掘蕴含中医学丰富的理法方药理论和博大智慧，并不断将"六经之旨"转化为"当世之务"，仍然是值得不断探索的重大命题。中医药在抗击世纪疫情过程中，精锐尽出，与各路医务同道一起，延续已有，创新作为，全程、全方位深度参与防疫干预、临床救治、病后康复、科学论证各个环节，表现不凡。中西医并用，"截断扭转"危急重症也彰显优势，在实践中又让我们对经典方药有了更多更深的体会，或者讲纠正了很多对中医药理论的审美"疲劳"和"误区"。

　　中医药的理论与科学的精华，不仅留存在经典之"文"中，还体现在一代又一代医家前贤之"献"的鲜活实践里。坚持"传承精华、守正创新"，总结和推广名老中医的学术思想和临床经验，造就一批后继有人、后继有术的中医药队伍是传承中医精华、弘扬中医传统的应有之意。

"海派中医"是海派文化的重要组成部分，以"开放、兼容、吸纳、创新"为学术特点，以"名医荟萃、流派纷纭、学术争鸣、中西汇通"为主要特征，成为近代中医学史上的一个独特现象。以丁甘仁、夏应堂、谢观、章次公等为代表的医界翘楚，他们不仅是中医理论家、临床家，还是当代中医教育的先驱者，培养了一大批的海派中医人才。中华人民共和国成立后，以程门雪、黄文东、王玉润院长，以及第一届国医大师裘沛然、颜德馨、张镜人教授等为代表的医家们，延续了海派中医的宗旨和精髓。他们或登上讲坛，传道授业，或著书立说，解惑释难，或投身临床，探赜索隐，在不同的领域形成自己的学术特色与风格，丰富了海派中医的学术内涵，深刻地影响着全国中医界的学术发展。

把前辈名家授课音像资料整理出版，这是我在大学工作之时，严世芸老校长与很多老师的共同愿望，但这个想法总未能全面实现。现上海中医药大学基础医学院夏文芳书记主动请缨，组织了一批师生对录音资料进行了系统整理，并编辑出版，以期让更多的中医人从海派中医大师的教学中汲取养分，并研究和继承其精髓。大师们既有丰富的临床经验，更有深厚的经典功底。大师们授课资料的整理出版，特别是他们对中医经典的阐释解读，为中医后学们提供了学术养料，对促进中医人才的发展必将大有裨益，也会让我们体验到上海中医药大学的前辈们追求卓越、惟精惟一的学者风范，感受到名师投身教书育人、宅心淳厚的温度。我想这是对基础医学院建院六十周年一种最好的纪念。

读书或不能速求甚解，需要循序而至精。但正如段逸山教授讲的，学习中医典籍要读懂字上之义，更要读通字下之义。通过学习本书，也会发现与前辈相比我们需要狠下功夫的地方。我想读大家论述，还要与深化国学素养并进。以研读《黄帝内经》来讲，可以体会到《大学》修身、齐家、治国、平天下，道德修养，以人为本，人与社会、天地人的精诚之要；有《中庸》"博学之""审问之""慎思之""明辨之""笃行之"的科学求真学习之道；有《论语》辞约义富，浅近易懂，用意深远，雍容和顺，纤徐含蓄，简单的对话和行动中展示人物形象的特点；有《孟子》类比推理，案例叙事的策略逻辑；有《诗经》的辞藻之美与生活场景；有《尚书》的"惟精惟一，允执厥中"十六字心传的最佳路径；有《礼记》和谐之道，体现于必先五胜，调畅气血，以致中和的条文中；有《周易》医者易也，变化之道的科技哲学；有《春秋》笔法与留白之妙。我们要领悟中医药奥旨和生命规律，就要有"钻进古人肚子里"的意境和历史"穿越"，当然及时从临床与科研实践中获取印证更是不可或缺的。

上海正在全力建设国家中医药综合改革示范区，创新推动中医药学术发展是时代赋予上海中医人的共荣使命和神圣职责。

九万里风鹏正举，成大事，望东南。

是以为序，岁在壬寅夏日。

上海市卫生健康委员会副主任

上海市中医药管理局副局长

中华中医药学会副会长

上海市中医药学会会长

《辞海》分科（中医卷）主编

上海中医药大学附属龙华医院消化科主任医师

2022 年 8 月 28 日

前　言

　　《海派大师讲中医实录》一书，收集整理了上海中医药大学图书馆珍藏的一批中医名家讲座录像、录音资料。这些名家长期在上海地区从事中医临床、教学和科研工作，学验俱丰，是海派中医的代表人物。20世纪80年代，上海中医药大学开设中医系列讲座，他们应邀登上讲坛，阐发经旨，讲述经验，为中医学术传承和人才培养做出了重要的贡献，也留下了这批宝贵的录像、录音资料。

　　中医学的发展，要传承精华，守正创新，这是一个历久弥新的话题。老一辈的中医专家们，已经为我们做出了绝佳的榜样。他们深研经典，融汇新知，精心临床，勇于创新，这套《海派大师讲中医实录》就记录了他们在守正创新的过程中的点滴心得。抗心希古，任其所尚。在中医药事业蓬勃发展的当下，我们不仅要继承老一辈中医名家的学术经验，更要学习他们潜心学问、钻研临床的崇高精神，薪火相传，为中医药事业的传承发展再做贡献。

　　《海派大师讲中医实录》分为基础篇（上、下册）和临床篇（上、下册）二部四册。基础篇按照内经、中医基础理论、中医诊断、中药、方剂、伤寒、金匮、温病、各家学说的次序，临床篇按内科、外科、妇科、儿科、五官科、针灸科的次序，共收录了32位名家的讲座实录。这些讲座深入讲解中医经典，解析临床病症和治疗方法，都是各位名家的心得之谈。其中提出的不少思想、方法，对今天的临床仍有指导价值。

应当说明的是，本书收录讲座首以内容为序，次按长幼序齿。书中诸位名家出现的先后次序与其学术地位无关。

为体现"实录"的原汁原味，对讲座内容基本不做删改。编者为每个讲座添加了内容提要和分节标题，涉及古籍引文的，均按通行本修正补全，以便于检索阅读。

本书在编写过程中，得到了上海中医药大学科技处、图书馆的大力支持，还有许多本科同学参与了本书录音整理、文字输入的工作，在此一并致谢！

由于编者水平所限，书中不妥及疏漏之处在所难免，仁候广大读者补充完善、批评指正。

上海中医药大学中医学院

2022 年 8 月

目　录

◆ 王大增讲座实录 ◆

◆ 董廷瑶讲座实录 ◆

◆ 黄莘农讲座实录 ◆

◆ 陆德铭讲座实录 ◆

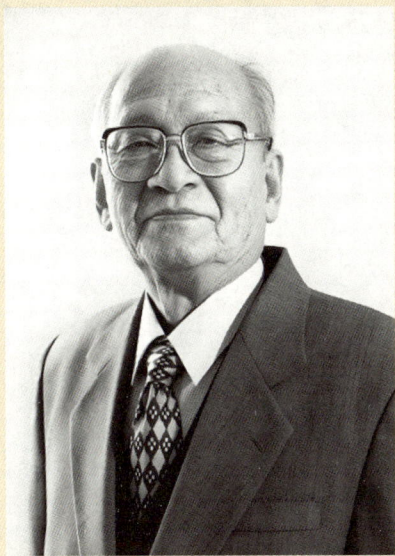

邵长荣简介

　　邵长荣（1925—2013），浙江慈溪人。先后担任上海中医药大学附属龙华医院教授、主任医师；上海市首届名中医，上海中医药大学专家委员会委员兼副秘书长，上海中医药大学附属龙华医院第一届专家委员会副主任委员，中国中西医结合学会呼吸病专业委员会顾问，上海市中西医结合学会呼吸病专业委员会名誉主任委员；上海市第一批名老中医学术经验继承班导师，第二批全国老中医药专家学术经验继承工作指导老师。经上海市老中医学术经验继承高级研修班、高级西学中研修班、高层次中医临床人才培养等，邵长荣先后培养高级人才10余人。

　　邵长荣从医60多年间，先后研制了芩部丹、三草片、复方功劳叶、八宝养肺汤、雪花片、川芎平喘合剂、三参养肺汤、三桑肾气汤、平咳化痰合剂、镇平片、保肺片等系列中药复方。其中，"芩部丹"作为科研成果，先后在北京和全国有关省市展出。1995年，"川芎平喘合剂防治支气管哮喘的临床及实验研究"获得上海市中医科技进步奖。2011 年,"邵长荣治疗耐药肺结核的临床发展"获上海医学科技奖三等奖。

基于治肺、健脾和补肾论支气管哮喘

主持人（凌耀星）：

各位同道，邵长荣医生本来是位西医。1956 年，在我们中医学院没有开办之前，他就来参加我们的第一届西学中班学习了 3 年，所以他掌握了两套本领。他是龙华医院的主任医师，长期从事肺科疾病的研究，今天他讲关于哮喘的问题，现在我们欢迎！

各位同道，刚才主持人凌老师讲了，我今天主要向大家介绍一些关于支气管哮喘诊断、治疗方面的内容。支气管哮喘是一种很常见的疾病，发病率比较高。在中医学方面，我们从长期的实践当中积累了很多的经验。中华人民共和国成立以来，我在全国公开发行的报纸杂志里面，收集了专门讲支气管哮喘证治的文章，有近500 篇。这说明这方面的内容很多。不过大家要知道，一种疾病，治法很多，它发病的机制是比较复杂的。

我们举个例子。比方说肿瘤，肿瘤的治法也是很多很多的，哮喘同样是这样，它有很多的治法。我做了一些工作，这些工作是为了教学的需要，是为了培养进修生、研究生的需要。因此，我把它归纳、整理了一下，主要是把中华人民共和国成立以来近 500 篇文章的内容进行了精要的概括，当然是有取舍的，另外，我也想结合自己的经验向大家进行介绍。

支气管哮喘属于中医学"喘证"范畴，有关的记载很多，从近 500 篇文章中看，本病古代的名称很多，古人有的讲哮喘，有的讲气喘，有的讲喘急，有的讲哮吼、喘咳、喘逆、呷嗽、呷咳，等等。

我们从事呼吸临床工作的医生都希望在哮喘治疗方面有发展，辨证论治的原则是要掌握的，这样便于总结经验，也便于写文章的时候有个逻辑可以分析。所以，我很推崇张仲景关于哮喘虚实的分类，这个很简单：因为它是慢性病，慢性病有个虚的过程，所以有虚喘；但是也有急性发作，所以它也有一些急性期的症状，这属于实喘。那么，急性发作期往往要注重定喘降逆，慢性期的时候往往是培本补肾。所以，今天我着重从这两个方面向各位同道介绍。需要注意的是，哮喘不是只能概括为发作治肺、平时治肾两大方面，但是要侧重这两方面。

首先，向大家介绍"发作治肺"。支气管哮喘，初发或者久病复发的时候，往往表现为实喘的证候，比方说胸闷、喘急、吸气短促、呼气异常，甚至张口抬肩，难以平卧，躺不平。哮喘发作比较重的时候，他是躺不平的。这样的症状是实喘。他的脉象往往表现为脉滑，或者洪大数，或者是弦滑脉。根据既有症状、发病的季节、发病的原因、患者的体质等不同，实喘常可分为下面两种，一种是寒喘，另一种是热喘。这个寒和热客观上也是存在的，但我们临床往往不能只讲寒热，所谓的寒和热，只是偏于寒和偏于热而已。

接下去，我向大家介绍寒喘，以及寒喘的辨证用药。寒喘的治疗用药很多，首先考虑到的就是麻黄，我们很多老先生介绍麻黄是治喘的首选药物，当然现在也有些不同的看法。

一、寒喘

治疗寒喘的代表方，一个是小青龙汤。小青龙汤是最常用的，也是很古老的方子。在临床中，大家也很喜欢用这个方子。我个人的经验，就是遇到寒喘，适合小青龙汤证的，那么它的效果比较好一些。我们曾经在 20 世纪 60 年代回顾性总结了 50 个哮喘病例，其中有 33 例是急性发作。这 33 例中，属于实喘偏于寒的，适合小青龙汤证，平均的平喘时间是 3.7 天，偏热的患者平均平喘时间是 7.4 天，正好差 1 倍。所以说，用小青龙汤治疗寒喘，要比治疗热喘的效果要快。其他学者也有这样的看法。

我们在临床中遇到的哮喘，符合寒喘诊断，符合小青龙汤证的中度或者低度发作的哮喘，用小青龙汤的效果比较好。但如果是大发作的时候，刚才讲的张口抬肩，不得平卧，甚至全身汗出，人要虚脱的样子，这种情况下，我们用小青龙汤的效果就不太理想。所以，在急性期时，还是要配合西药来急救。这里我并不是说中医中药在这方面没有作用，而是说中医中药效果要差一点，所以我们有必要进一步发掘有效的治喘中草药。后世医家根据哮喘临床机制的不同，在小青龙汤的基础上进行了加减。如卫生部中医研究院（现中国中医科学院）的沈仲圭研究员在早些年发表的一篇文章讲到，哮喘外感风寒、内有寒饮者用小青龙汤加味，加什么呢？加橘红、茯苓、杏仁、白果。茯苓功效我们知道的，茯苓可以健脾利湿。另外，沈医生在小青龙汤里面加了杏仁、橘红润肺化痰，加白果敛肺平喘。其他有关的在小青龙汤基础上加减的报道很多，我就不一一举例了。

这是第一个代表方。

第二个代表方是射干麻黄汤。射干麻黄汤的主药是射干，主要治疗咽喉不利。射干这味药是很好的，我在治疗哮喘时是经常用的，有时候比麻黄用得还多，这味药可以平喘。患者是寒喘，但是有一点喉咙痛或者有其他化热现象，这时候用射干这味药就比较好，对咽喉不利的治疗比较有利，有关的报道也比较多。

第三个代表方是三拗汤。三拗汤就是麻黄、杏仁、甘草，就是麻杏石甘汤去掉石膏。这三味药很简单，配伍得很好。三拗汤大家都学过了。我们龙华医院的副院长丁济民应用三拗汤合哮喘丸治疗支气管哮喘，取得了很好的效果。他总结了281例患者，用三拗汤加减治疗支气管哮喘，平喘有一定效果。这个是他在上海郊区下乡支边、巡回医疗的总结。当时哮喘是农村常见疾病之一，发病率高，所以他去了1个月就总结了281例患者。

这是以麻黄为主的几个代表方，当然还有很多方子，我就不一一例举了。

另外，为了便于患者服用，有医生改变了剂型，并总结了治疗哮喘的效果。比方说山东吴瑞琳医生将麻黄、紫菀、杏仁、川贝母、浙贝母研为细末，拌在蜂蜜、香油里，制成复方麻黄膏。这个复方麻黄膏大概是20世纪60年代初的产品，当时治疗了78个支气管哮喘病例，54例没有复发。24例2个月有复发，但喘息发作次数大减，且发作时间短，喘息程度也轻。复发以后，如果再用这个复方麻黄膏，它还是有效的。

所以，使用复方麻黄膏长时间的治疗，效果比较好。因为，78个病例中，54例没有复发，复发了的24例，再给他复方麻黄膏治疗，还能有效。

10多年以后，孙明臣医生重复了这个方子。6年多时间，他治疗了56例，治愈了35例。其中，12例约在2个月后有复发，但喘息症状轻微，如果再用这个复方麻黄膏，它还是有效的，可以抑制喘息的发作；其余9例，症状也有好转。那么，这两个实验效果差不多，所以剂型的改良也是我们进行中医中药科研的一个方法。

这类改良便于患者服药，也便于患者携带，我们临床工作者也便于总结。因为做成膏剂，做成中成药，我们就容易总结了。

将汤剂做成成药进行研究是可以的，是可以进一步提高的；另外还有个好处，剂型改良以后，药方固定了，药的品种也固定了，那就不会因为中药产地、采集的季节、品种规格等的不同，影响了药物的效果。

为什么某位中医师使用中药治疗若干病例后显示出一定有效率，而其他医师却难以复现相同疗效呢？这就使质疑者有了说辞："唉，你看你们中医你用了有效，我用了没效啊！"虽然这种现象可能与体质差异、药材品种不同等因素有关，但即便考虑这些变量，疗效差异也不应如此悬殊——可能出现你达到百分之八十的有效率，而我仅获得百分之二十，或勉强达到百分之五六十的情况。造成这种差异的关键因素在于中药材质量的不稳定性。我们中医师对此深有体会。比如，丹参，品种不一样，效果完全不一样，里面提出的有效成分也不一样。

我们上海中医学院院长王玉润教授在从事桃仁等药治疗肝硬化的研究。他发现品种不一样，效果就不一样。黄芪也是这样。所以，要把品种固定下来，我就用这批中药，做成片剂，做成膏，这样你保证五六十例的病例，你中药的品种一致了，疗效总结的时候也就可靠了。

所以，我上半年给中医学院的学生上了一课，就是讲了一个实际的问题——怎样写好论文。

我说：这个地方你的疗效这样写，人家不是这样，这原因很多，但是很重要的一点就是与药有关系。西药比较简单，西药有批号，他一批药出来都给你写好了，中药就不是这样。

刚才讲的复方麻黄膏，里面有效成分很多，起了协同作用，很复杂，其实单味药也有不同，有好多的有效成分，然后再去配伍，再去起作用，这是值得研究的。所以，我觉得中医中药的研究工作可以搞一辈子，可以一辈子搞下去，是很深的一门学问。

后世也有很多医家在麻黄的基础上做了有关的成药。比方说金甲千医生根据《张聿青医案》，以及俞根初《通俗伤寒论》新加三拗汤的启发，用麻黄、杏仁、生甘草、猪肺等，用蒸汽蒸馏法做成露剂。这个露剂我们就叫它三拗露剂。三拗露剂就是三拗汤。我们中医有个认识是"以脏补脏"，所以就用猪肺补肺。哮喘是呼吸系统疾病，所以就加用猪肺做成了露剂。作者报道了很多病例，但是他没有进一步发展下去，我没有看到进一步的报道。不过他这样的一个治疗思想，是在古方三拗汤的基础上进行了新的发展，如果我们做下去效果很好的话，也是值得推进的。这有待于我们在座的各位将来去做实验了。

近年来，麻黄治喘的用量有加重的趋势。不光是麻黄，我们都知道现在用药的剂量比古人大，大的原因很多。随着科学的发展、时代的发展，现在的病种越来越复杂，效果不理想，那就有几条路：一个是改配方，改配伍，调整配伍；另一个是加重主药的用量。

我们肿瘤科的几位医生用量用得很重的。那么治哮喘，麻黄也用得重。过去我们读书的时候，我们的老师讲，麻黄用8分，因为麻黄这个药发汗，吃了以后心跳加快。的确，这个是临床会碰到的，尤其是有高血压、心脏病的，我们要慎用。但是我们也不能拘泥于8分，要根据具体的情况具体分析，患者的体质怎么样，有没有宿疾，有没有高血压、心脏病这样的宿疾，此外，还要根据他难受的情况。所以，我们用的时候基本上用1钱半到3钱，3钱9克，1钱半4.5克。刚才我介绍的丁济民就一般用9克，就是3钱。他胆子已经很大了。他跟我讲："老邵啊，我现在胆子大了，8分不用了，我现在用3钱了。"偶尔，他也会用到5钱。

最近，我看到王华明等用5钱麻黄治疗6例支气管哮喘的报道，用药以后半小时到2小时哮喘就平了，当然这样的例子比较少。他们介绍用5钱麻黄，是用蜜炙的，蜜炙麻黄15克。蜜炙后增重了，5钱就不光是麻黄了，恐怕麻黄也就是三四钱，但它的力量已经大了一些。作者在文章当中指出，蜜炙主要防发汗过多，所以他也是怕发汗过多，同时他重用白芍30克。这是他们的经验。白芍敛汗，可以防止发汗过多，同时配上桂枝9克。桂枝一般我们用4～5克，他用到9克。桂枝加白芍，实际上就是桂枝汤，目的是调和营卫，防止麻黄发汗过多。此外，白芍还可以防止麻黄导致的心跳过快的不良反应。

这个报道过了2年以后，作者可能觉得病例太少，所以他们又报道了一篇文章，也是用这个方法报道了24例。他的意思说我的样本扩大了，治疗的效果还是好的，也没有什么大的不良反应，用大剂量的麻黄是有价值的。这是他的目的。从6例扩展到24例，样本大了一些，代表性充足了一些，作者在体会当中还指出一点，他重用小青龙汤经过调整配伍以后，用于热喘也有效果。

这个我刚才讲过的。

一般我们的临床经验是对热喘比较头痛，因为是感染引起的，是痰黄的、舌头红的里热证。但小青龙汤调整以后，同样可以用于热喘，这个我是非常同意的，为什么呢？我在这几年的实践中发现，中医的辨证论治比较灵活，它的优点也在这个地方，但一般的西医师没有系统学过中医，他不容易系统掌握中医也在这个地方。他对号入座，寒喘就寒喘，热喘就热喘。但实际上，中医的配伍调整以后，治寒喘的药可以用于治热喘，治标的药也可以用来治本。因为中医认为，寒和热是一对矛盾，但可以转化，这是一个；另外，它们互相可以制约。虚与实也是这样。在实际临床中，我看了30多年的病，单纯的阴虚、单纯的阳虚，是很少见的，总是有些夹杂的，虚中夹实，实中夹虚，寒中夹热，无非是这种病以寒为主，那种病以热为主。所以在这种情况下，他说小青龙汤经过改变来治疗热喘，我认为完全是可以的。等一下我们看麻杏石甘汤，就是三拗汤加石膏就可以用于热喘。所以，我觉得中药的优越性就在这个地方，它比较活。正因为多种多样的病因，导致患者在临床上的症状也是多种多样的，那么我们的治疗也是多种多样的。

麻黄有关的报道很多，不仅是我讲的这些。我无非是把它拎一拎，并结合了我自己的体会，就谈了这些。不过，我要再重复一下，麻黄是很重要的一个治喘要药，但它并不是唯一的，因为好多的喘它也没有办法解决。有的喘是紧急的，或大发作的时候，用麻黄的效果还不太理想。关于它的炮制、剂量、配伍，关于它的剂型改变等领域还有很多的科研工作可以做，有待我们今后去发掘。麻黄是一个治喘的很重要的药，这是我对麻黄的评价。

我在想，我们治疗支气管哮喘，用小青龙汤，用射干麻黄汤，用其他的如三拗汤等，是3天，还是2天，还是1天，就可以平喘呢？这个说不清楚，为什么我这样讲呢？因为支气管哮喘本身就有自我缓解的可能性。比方说，有个患者已经喘了三四天了，本来患者喘五六天就好了，不会喘一年四季。刚好这个患者来找你，你一剂药下去，患者喘就停了。这个医生不得了，吃了一剂药，哮喘就停了，所以这个医生就很有名了，看哮喘效果好就被传下去了，一传十，十传百，最后这个医生变成了治疗哮喘的专家。

这个我们多有体会。有的医生本领很大，但是他门诊门可罗雀；有的医生本事一般，甚至有的还有点江湖气，但是他的门诊门庭若市，生意很好。有的时候，两个水平差不多的老中医，一个门诊量多得很，一个少得很。

第二个向大家介绍的是以曼陀罗花为主的方剂。

大家都知道，曼陀罗是一味麻醉药，又名洋金花。在电影《李时珍》里大家都看到了，人吃了曼陀罗会像酒醉一样。现在曼陀罗是我们用于肌松方面的口服麻药。1953年的时候，叶橘泉先生报道了用曼陀罗花、麻蕡、甘草三味药捣碎成粗末，制成药烟或搓成烟卷，吸入来止喘；也可以内服，上三药加适量的麻黄、陈皮、莱菔子、远志水煎内服。但内服曼陀罗花，一般我们不要太大量，麻蕡的量也不要太大，一般分别是1分到2分、5分到1钱。麻蕡是桑科植物大麻的幼嫩果穗。此外，还有麻勃。《神农本草经》讲的麻勃，是麻蕡的花。麻勃是花，麻蕡是实，麻仁是实中之仁。麻蕡在《吴普本草》里又叫青葛。麻蕡，性味辛平，有毒，功能主要是祛风止痛、镇静止咳，尤其是治疗痉挛性的咳嗽。

做成叶烟，叶老介绍的是复方，后来我们也用单方，就是光用曼陀罗一味，中医药研究所药物研究室研究成功了。1972年，部队里也好，上海也好，跟全国各地一样，都有支气管炎、老慢支小组，都热衷于搞慢性气管炎治疗的研究报道。那时候也有人用洋金花做成叶烟吸食，用来止喘。

另外，我们当时搞了一个药。这个药是一个民间的方子，我们进行了改良，做成了药片，就是曼陀罗、远志、甘草三味药，我们叫它镇平片。镇就是镇咳，平就是平喘。每片含曼陀罗化生药不超过1厘4（注：1厘约等于0.03g），远志10倍的量1分4，甘草1分。

我们这个药片，一次口服不超过3片，这样子曼陀罗的含量是4厘2。根据《药典》（《中华人民共和国药典》）规定，曼陀罗生药不能超过5厘。我们是4厘2，已经接近最大剂量了，所以我们一般吃3片，还不至于有什么不良反应。一般患者，我们一次给他吃2片，效果差的、体质好的我们一次给他吃3片。我们观察了40个病例。

那这个镇平片，你说能不能马上给他止喘？为此，我就进行了一个研究。这个研究是20世纪60年代的事，现在已经落后了，但是根据历史的规律给大家介绍也是好的。当时，我们选择的疾病是哮喘，也有遗传性支气管炎，反正总归是喘。此外，患者来之前4小时没有吃过任何的止喘药，若来之前吃过药，我马上给他吃镇平片是不行的，还有的患者是发作已经三四天以上的，不是刚刚发的。患者来了，我们叫他坐下，听一听哮鸣音怎么样。我们问他喘的程度怎么样？程度有轻、中、重。此外，我们放一个机器在旁边，叫他吹口气，这个气一吹，我们就可以看到流速，气流的流速。有的患者你叫他做肺功能，他上气不接下气的，最大通气量什么的都做不了，我们就让他吹一口气。这个方法最简单。最开始让他吹蜡烛，这个蜡烛放在一尺远（约30cm），我们正常人应该吹得灭，但患者哮喘发作的时候，他呼气呼呼响，吹不灭，要近了才能吹灭。他吹灭后，马上给他吃药，1小时后再让他吹蜡烛，放远一点，看看能不能吹灭。我们还有个肺量计，可以测实际肺活量。我们就用这三个指标来考核：第一个是症状；第二个是听诊，听哮鸣音；第三个就是实际肺活量。患者诊断了以后，马上给他吃3片镇平片，或者人小一点、身体差一点的吃2片，吃了以后让他不要走，我们放几个观察床让他休息，1小时之后复查。如果患者走了，他回去还喘，他就不来了，或者回去又吃氨茶碱、乐喘，又喷舒喘灵，这个效果是谁的就不知道了。我们不让他走，观察1小时。这样我们观察了40例。我当时科室里面的几个医生一起观察了40例以后，我们马上在《中医杂志》上发表了论文，就是《镇平片治疗哮喘40例的疗效观察》。

如果我们要验小便，要做小便的细菌培养，要用中段尿，因为开头的不太正常，最后的也不太标准，当中的最标准。所以，我们检测肺活量时选择的是中期流速，即吹出来的时候开头、末尾不要，只要中段。中期流速很敏感，和我们现在流速仪做出来的结果差不多。

服药前，患者平均中期流速每秒386.4mL，服药之后增加到494.4mL。那么它的分布怎样？所以我们计算标准误，中期流速也好，第一秒时间肺活量也好，它的 P 值都是小于0.01的。40例当中，接近止喘的16例，占40%；稍微差一点的，但也有效的，16例，也是40%。总的有效率是80%，还有8例无效。患者来的时候哮喘都是发作的，但发作不是很厉害。很厉害的、急的，我们也不做，这情况要吊水了，要吊肾上腺素、激素等。

所以，我们从这三味药当中，看到了洋金花治疗支气管哮喘的平喘作用。我们就是通过这40例的观察，的确发现了一定的效果，而且有客观指标。洋金花治疗哮喘，平喘作用是有的，但是也有缺点，它最大的缺点是效果只能维持3～7小时。换句话说，我们的剂型改进起到了积极的作用，但是不能持久，这个和辨证论治吃中药不一样，当然我们也辨证论治。

中药经过了剂型改良，就像镇平片经过改良、提纯以后，它的作用是有，但是它的药效不长。另外，它还有一定的不良反应。洋金花的主要不良反应是抑制副交感神经，我们临床使用过程中见到的表现有口干、皮肤潮红、眼睛模糊。更严重的，我们这里没有发现，比如，有的手舞足蹈，有的精神症状出来了，这些都是莨菪碱样的反应。

临床上，一些学者专门把曼陀罗的不良反应进行了报道，比如，《天津医药杂志》发表的《曼陀罗中毒 38 例临床分析》。文章说，中毒以 4 ~ 13 岁的小孩最多，占 23 例。曼陀罗中毒主要在春秋两季，因为春季曼陀罗叶子很小，农民的小孩挖野菜，把曼陀罗当野菜吃，那么就中毒了。秋季呢，曼陀罗果实成熟了，种子成熟了，小孩采了当果子吃，所以中毒了。有些小孩吃了曼陀罗，瞳孔散大，心跳很快，狂躁、谵语、昏迷都有，当然很多都抢救过来了。所以，我们用镇平片的时候要小心，加入远志和甘草就是这样的道理。远志可以安神，可以化痰，帮助洋金花化痰平喘，另外还有安神的作用。甘草本身就能润肺止咳，用生的可以解毒。所以，一般讲，镇平片的不良反应不大，有些患者出现了口干，个别引起皮肤潮红，再进一步的反应没有。

那么接下去，我们再讲以砒石为主的中药。砒石是热性药，也是有毒的，代表药是寒喘丸。

这个 1955 年在《健康报》上就有报道。寒喘丸也叫砒白丸，有的人叫砒丸，主要组成是生信石（砒石）、淡豆豉、江米粉。江米粉就是糯米粉。这三味药的比例是 2 ： 17 ： 1。它的比例大家都在商讨，主要是砒石用量多少。砒石的不良反应太多了，但用少了没效。后来的报道，比方说姜春华老师，他用的古方紫金丹，紫金丹由砒石、明矾、豆豉组成，又叫砒矾丸，比例是 1 ： 3 ： 10，目的是减少砒石的毒性。姜老师用紫金丹治疗哮喘 70 例，报道了它有效的作用。关于砒石不良反应的报道也很多，有肝大的，有肝硬化的。因此，用砒石治疗寒喘，要慎用，或者不要用。

为了用砒石平喘，有的学者调整了配伍，用蜜制，目的是减少砒石的不良反应。黄毓瀛等用信石、白矾、豆豉以 1 ： 10 ： 10 的比例混合研末，蜜炙成丸，目的是减少信石的不良反应，命名为抗喘丸。另外，还有些学者配伍加上了枣泥，如林黎元等把砒矾丸加枣泥（红枣）搓成绿豆大的丸剂，叫鮑喘丸。上海市第二人民医院中医科董漱六等把白信、白矾配伍了杏仁、桑白皮、蝉蜕、马兜铃、沉香、陈皮、白果、甘草制成了丸药，叫加味紫金丹，也是有效果的。类似的报道很多。

以上，我罗列的这些就是给大家介绍，砒矾丸（紫金丹）治疗哮喘是很好的药。姜春华老师特别推荐此药。紫金丹他用得比较多，有一定的心得。这样配伍的目的是要减少砒石的毒性，加强止喘的效果。

我讲的比例的调整，配伍的调整，这是紫金丹的发展，也是中医药学的发展。

不少学者努力于这个方面，第一使毒性减少，第二让它效果增加。但是砒石比较热，副作用一个是出血，另一个是喉咙痛、牙齿痛，这时就要注意。另外，治哮喘还有铅。含铅的代表方主要就是黑锡丹。我们丁济民院长和徐仲才院长，都是看哮喘的。现在丁济民老师已经过世了，徐仲才老师还在世。本来他是看小儿科的，年纪已经很大了。他就比较喜欢用黑锡丹。黑锡丹里面主要含有铅，这当然要注意一点。

服用的话，一般一次用量也不会太大，所以急性中毒比较少，但是长期服用的话就会引起铅中毒。这在我查的文献当中有系列报道。黑锡丹治哮喘，个案都是一例两例的，还有的配伍小青龙汤。用黑锡丹加砒矾丸、紫金丹的很少，原因之一就是怕引起中毒，所以用得不多，大家使用要慎重。

砒和铅这两种药可以在支气管哮喘寒喘发作时使用，但是这两味药本身是温肾纳气的，是补肾药。我把它们放到治肺里是人为的，便于讲解，这是辨证的。如果把他们放在补肾药里也是可以的。它们是温性的药，急性发作的时候，我们用这个药，所以我就把它放在治肺里了。

关于寒喘的用药，我介绍了三个方面：一个是麻黄，一个是洋金花，一个是砒和铅。这类药当然还有很多，我主要讲比较常用的，并被大家公认的药，此外，也讲了这些药的效果，也讲了它们的缺点，以及还要继续努力的方向，并向大家介绍了一下自己的经验。

中药绝对的分类是很难的。这是关于治寒喘的药，我就介绍到这里。我们稍微休息一下。

二、热喘

接下来就是热喘的辨证用药。热喘，我这里讲得比较少一些，比较有名的方子，一个是麻杏石甘汤，另一个是定喘汤。麻杏石甘汤，麻黄、杏仁、石膏、甘草，就是在三拗汤的基础上加石膏。石膏是性寒的，我们刚才讲了麻黄可以治疗寒喘，与石膏配伍，麻黄是去性取用的，用于热喘也完全是可以的。

定喘汤也有麻黄。定喘汤治疗哮喘的报道一般都见于综合性的研究论文，比如说，中医辨证论治支气管哮喘 50 例、100 例、200 例，等等。所以，治疗的效果，我个人认为不太理想。

定喘汤里有白果，白果一般用于热喘，但效果不太理想。至于说治疗热喘的单方，那是很多的，当然也都是个案报道多。

一个是地龙。地龙就是蚯蚓，有几个医院把饮片制成了药片。上海也有医院使用地龙针剂注射治疗支气管哮喘。这个后来没有搞下去，为什么呢？搞针剂，尤其像地龙，它是一种动物药，可能会因为蛋白高引起过敏反应，所以就没有进行下去。我们现在大多用地龙片。地龙主要是解痉的，支气管痉挛可以用地龙，高血压或抽风有时候也用地龙。

另外一个药是蛞蝓。我们有的叫它蜒蚰，实际上是鼻涕虫，南方人都知道。我们姜春华老师就用蛞蝓 10 条、浙贝母 9 克捣为丸，取名蜒蚰丹，用这个治疗热喘。他们报道治疗了 64 例。其中，5 年以上者 51 例，其中有效者 41 例，占 80.4%；3～5 年者 5 例，其中有效者 3 例，占 60%；3 年以下者 8 例，全部有效，有效率为 100%。治疗热喘，系统报道的比较少。

那么以上就简单介绍了寒喘、热喘的常用方药、疗效，以及取得的一些成就。

三、寒温并用与其他

但是在临床上，我们遇到的患者常常由于体质的差异、病程的长短、复发的频率及发病持续时间的长短等出现寒热交错、虚实夹杂的情况，后世也创造了不少温凉并用的经验方，比方说，最近报道的蓖麻花粉浸出液，还有蛤蚧乌贼骨散，还有一个猪脑水煎（猪脑垂体组织浆），都没有什么寒性热性。

这是验方单方。

我在 20 世纪 60 年代初，用款冬花治疗了 1 例哮喘。当时，我们中医学院（上海中医药大学）的老院长程门雪老师还没有过世，我请教他，想观察款冬花治喘的疗效。老先生很热情地马上跟我说：这是一味好药，一般人都用款冬花止咳，但它实际上也有止喘的效果，你可以研究研究。

所以，在北京的一个支气管哮喘的会议上，在谈体会时，我提到了这个问题，就是款冬花，用一味款冬花治疗支气管哮喘。1964 年 10 月，我在《上海中医杂志》发表了论文，谈了款冬花治疗哮喘，治疗了 36 个病例，以及它的药理实验的初步观察结果。

我们治疗了 36 个病例，有效的 27 例；同时，我们把款冬花经乙醇和乙醚提取，进行研究发现，乙醚提取物对猫的平滑肌虽然没有放松作用，但是它可以使呼吸变慢变深。由此，我就有这样的体会，款冬花不是一个解痉挛的药，不像洋金花，但它可以调整呼吸中枢。

刚才讲的一些药，麻黄也好，洋金花也好，一般都有扩张支气管的作用。那款冬花呢？它可以调整呼吸中枢，使得呼吸变慢变深。因为支气管哮喘患者的呼吸是急而快的，那么我们让它慢而深，通过调整它的频率起作用。在药理学同道的配合下，我们进行了相关实验，我们中医学院药理教研室的主任也在配合研究款冬花，我们陈院长也很支持，可惜因为我们的科研方向都是在变的，我们搞了一阵就没有再做下去了。

支气管哮喘患者的呼吸变深变慢以后，大量的痰就能排出来了。一般支气管痉挛的时候痰吐不出来，支气管放松了，呼吸变慢变深了，慢慢痰就送出来，呼吸深也利于排痰，有利于支气管绒毛的蠕动。但是单靠款冬花不行，这个时候如果舌苔比较腻的，我往往喜欢加上一些健脾化湿的药，来帮助款冬花，这样效果很好。

这方面我们有一个方，四味药，就是平胃散合二陈汤加减，苍术、厚朴、陈皮、半夏。陈皮、半夏是二陈汤的主药，化痰；苍术、厚朴是平胃散的主药，健脾。我们将这四味药做成糖浆，专门治疗哮喘患者咳嗽。咳嗽还没好，那我们就给他吃，尤其痰比较多的、痰湿重的。这个药我们叫它平咳合剂，后来不单用于支气管哮喘患者，也用于肺结核患者的咳嗽。

医院有个老同志来问我。他说："老邵，我们这有一些肺结核的患者，阴虚为主的，患者舌根部苔很腻，老吐不出痰来，合并支气管扩张或者慢性支气管炎的也很多，这种患者，我们用了许多的西药，治咳嗽抑喘的用了很多，中药清肺化痰、润肺止咳的，像川贝母、沙参、麦冬、杏仁、紫菀、款冬花都不行，你看有什么办法？"我就选了几个中医辨证为脾虚湿盛的患者，肺结核患者也有脾虚湿盛的，用平咳合剂给他们吃。后来，这个老同志告诉我取得了比较好的效果。所以，我们在润肺当中，用苍术健脾化湿，这也反映了中医辨证论治的特点。一般的西医会认为，肺病总归是要治肺的。那我们呢？也要治脾。所以，我认为肺、脾、肾三者和呼吸系统疾病的关系是非常密切的。脾为生痰之源，肺为贮痰之器。健脾化湿，痰湿化了之后，这个咳嗽也止了。有的老中医说我："唉！你胆子太大了，肺结核患者也敢用苍术、厚朴，这要引起吐血的，苍术、厚朴都燥得很。"所以，我临床时，一个当然要注意患者不是经常出血的，另一个患者不是伤阴的，他舌苔腻的，痰也是泡沫痰，老痰多的，这时你就用好了，根据中医辨证论治效果是好的，不一定引起吐血。所以，这也反映了中医整体观的优越性。我学了中医有这个体会，也是在这个理论指导下创造了平喘合剂。

以前，我们龙华医院一度是吃香的，因为大家用的咳嗽药都差不多，都是润肺止咳的，但我这个方子是健脾化湿的，照样可以治疗咳嗽。别家治不好的患者来了龙华医院，吃了这个方子都见好。

单方、验方还有很多。我过去分过类，把治疗哮喘的中药分为了几类：一类是草药，包括瓜果；一类是动物药；一类是矿物药。这些药都可以用来治喘咳？多如牛毛啊！举个例子，我说瓜，冬瓜、北瓜、西瓜都可以治喘。北瓜跟冰糖一起煮是个很有名的治疗哮喘的单方，但偏寒一点。冬瓜也有人报道。除瓜之外，比如说香包等，都可以有作用。

这个有很多，动物类刚才也举了，还有很多报道。随便举个例子，最简单的癞蛤蟆，癞蛤蟆想吃天鹅肉的癞蛤蟆。用癞蛤蟆和鸡蛋，把癞蛤蟆内脏弄出去，把鸡蛋塞进去，炖着吃。癞蛤蟆也叫蟾蜍，它身上有蟾酥，可以做六神丸，用它来治疗哮喘，也能治肿瘤。癞蛤蟆塞一个鸡蛋，这不就是个单方吗！

其实患者也在帮我们治病，他们告诉我们很多方法，有正确的，也有不正确的。

患者很痛苦的，告诉你的症状很形象的。他说："邵医生，只要治得好，你让我吃什么我就吃什么。"哮喘发作的时候，有的患者有窒息感，有人觉得喉咙痒，这时是很难受的。你们没有看到哮喘的患者是不会有体会的，你们没有生过这个病，没有体会的，这个病的确是很痛苦。有的患者拼命地捶胸，闷死了；有的患者觉得还是死了好。哮喘患者的确是很痛苦的。

所以，这时候你能够解除患者的痛苦，你说吃什么，患者就吃什么。这对我们医生是一个鞭策。这不是讲笑话，也不是讽刺患者。我是觉得患者的这些话要引起我们医务工作者治病救人的恻隐之心。应该有这样的恻隐之心，应该把哮喘患者治好，他们是很痛苦的。民间单方多如牛毛。我认为，民间的东西、古方、经验，我不全信，也不是全不信，我们不要轻易肯定和否定，我们没有读过大量的书籍，判断要经过实践。

前几年，割治疗法治哮喘很流行，当时是割膻中。有人认为膻中的油是导致哮喘的发病因素，要割掉。当时，昆山花桥人民公社就有这样一位医生会操作，远自内蒙古、黑龙江，近到上海近郊的都去取经。这个割治法，虽然是简单地割开皮肤，但是这个操作是要做手术的。远处的病人来了，不能当时就手术，就住下了，住在什么地方呢？就住在花桥两边的农民家里，一下子，这边热闹起来。卫生局看到人太多了，就专门派了两部车，从上海开到花桥，专门接待这些人，后来没办法了，弄到昆山人民医院，当时卫生局派我去了解一下究竟这个效果怎么样。当时这一个地方就割治了 8 万人，8 万人的数据很可靠，样本大，代表性好，我看到的文献报告达到 8 万人样本量的很少。但是我问他们人民医院的医生，他说我们没办法总结，来的人太多了。我让他初步总结一下，大概多少百分比，他也讲不出来，最后他说大概 10% 吧。我说 10% 也可以啊，那也有 8000 人治好了。他说当时没有正式统计，只能告诉您效果不稳定。这个治法风行一时，后来就没有了。这个方法究竟好不好，我不知道。

我不做批评，不做评论，但我觉得我们的科研工作不能这样搞，一起哄就起来，一散就散了。实际上，这都不客观。当然开始哄起来是要的，接下来马上要进行科研的总结，马上要实践，要组织人马，去很好地落实，这样才是正确的，否则的话一哄而起一哄就散，这是无效劳动。

除了割治疗法，当时还搞了很多疗法，比如，组织疗法、鸡血疗法，但是你说有效吧，我感觉它有一定效果，但是关键问题是适应证一定要掌握。你不要说一个疗法什么都治。什么都治，这个东西就害人了。比如，气功，现在气功神乎其神的，我不反对气功，但每个东西都有一定的优点，也有一定的缺陷，总之是有两面性的。科学的东西你不能无缘故地提倡，你也不能无缘故地批评。所以，我认为科学研究还是要客观地、实事求是地搞。

接下去就说治肾了。20世纪60年代以前，不少学者为了进一步发展平喘的中草药丸，将培本补肾的方子作为治疗哮喘的配套。比较早发表文章的是1961年我们华山医院的汪敏刚医生。当时上海市有个哮喘小组，他是我们的组长。他是西医，但是他也喜欢用些中药。他认为，支气管哮喘肾虚证主要以河车大造丸为基础，根据阴阳辨证，肾阳虚的加上金匮肾气丸，肾阴虚的加六味地黄丸。他治疗了45个病例，有效的38例，无效的7例。这个研究是比较好的，很仔细的，60年代初，能找到对照组就不容易了，当时他观察了对照组19例。他说补肾药治疗支气管哮喘是有效的。他认为这与肾皮质功能有关。这是早期的研究。

1963年，我们也分析了50个支气管哮喘病例，进行了回顾性的总结，在正发作的33例当中，有14例是虚喘。肾阳虚、伴有脾气虚的患者，哮喘的缓解时间平均为6.6天，而肾阴虚的患者哮喘缓解的时间平均为12.3天，所以伴脾气虚的肾阳虚患者比肾阴虚患者缓解时间要快一倍左右。这个是符合临床实际的。

上海第一医学院（现复旦大学上海医学院）在1964年，用补肾法治疗哮喘，治疗组3年以上的远期疗效显著优于对照组，且可以重复。对照组用什么药呢？大多是用西医的一般治肺的药、平喘的药。可见，补肾纳气要比只吃西药好。

同时，他们还报道了几例用补肾药来解决长期应用激素的问题。支气管哮喘老是用激素戒不掉，会引起激素的反应，满月脸，发胖，多毛等情况，那么用补肾药来逐步把激素撤下来，这也是中西医结合的方法。1966年，我跟我们科室的同志一起研制了保肺片，这实际上是补肾药。

这个药是治疗支气管哮喘的，如果我叫保肾片就不好了，所以我还是起名叫保肺片。这个药主要有补骨脂、胡桃肉、菟丝子、杜仲、川断、熟地黄、覆盆子、当归、甘草。除当归和甘草外，这些都是补肾的。保肺片，我们还要结合保肺功。保肺功是什么呢？就是采用气功中的吐纳，意守丹田，以丹田吐纳为主，纳气纳到肾就是丹田；再结合西医学的呼吸操，呼吸操是专门锻炼横膈膜的。

从西医的角度讲，我们一呼一吸都依靠呼吸肌在动。呼吸肌包括肋间肌、膈肌、胸大肌、胸锁乳突肌等，但最主要的是膈肌，膈肌上下移动 1cm，约带入 300mL 的空气，所以一个好的运动员，他是要锻炼膈肌的。

我找了一位气功师，叫他来 X 线下透视，让他呼吸，一呼一吸，一吐一纳。这个来回的距离，我们叫横膈的波幅。那这个气功师横隔的波幅是多少呢？平均 16cm。换句话说，它的肺活量光是横膈膜，就有 4800mL。我们都知道，正常人的肺活量是 3500 ～ 4800mL。但这个气功师光是横膈的一上一下就是 4800mL，再加上胸大肌的帮助，他的肺活量可能有 6000mL 了，比我们大 1 倍。

我也找过一些运动员来测肺活量。运动员的肺活量是 5000 ～ 6000mL。比如，跳高的运动员，肺活量就不小，因为什么呢？因为你跑跑跑，一口气跳上去，这个时候就是要孤注一掷，他肺活量肯定很充足的。所以，我们就是用这个方法让患者锻炼，用这个方法补肾纳气，再加上补肾药这样来治疗。我们专门搞了个病区，专门收治这样的患者 3 个月，其他药不用，就用这些药，让他练 3 个月保肺功，这个结合呼吸的气功。结果，这些哮喘合并肺气肿的患者，肺活量是成倍增加的。这篇文章我们在《中华内科杂志》1963 年 3 月发表。

我们有 30 个病例，治疗了 3 个月，发现患者的横膈运动、肺功能均明显改善。有些肥胖的患者，出院后我们虽然还叫他做，但他们不能坚持，锻炼不积极，结果呢，肺活量又退下来了。那么，这是关于补肾药和保肺功的经验。

最近，广东一位姓潭的医生，专门发表了用补骨脂一味药治疗支气管哮喘发作的文章。你不要以为补骨脂是补肾药，它也可以治肺的。这位潭姓医生，研究了补骨脂，用的是补骨脂注射液，发现补骨脂有解痉的作用。这个我们以前也报道过，但现在人家在做了。补骨脂这味药，我现在用来止喘，即使是发作的患者，不是太热的，不是那种热得要吐血的，我往往都加补骨脂。他们临床也用这个药，效果是百分之八十一点几。所以从这点讲，补肾的药物也有一定的平喘作用，当然纳气药也有一定的平喘作用，但这两者相互的关系是我们要好好研究的。

另外一点关于哮喘合并肺气肿的患者，我在临床中往往加一味车前草。车前草一般用来清热祛痰、利尿，那么我为什么用在有肺气肿的哮喘患者身上呢？我是这样想的：肺气肿患者，其病机与痰饮较为符合，痰饮不一定只是肺里有，有些哮喘患者会眼睑有点肿或者脚有点肿。这些患者我加些车前草，可以加强平喘作用，同时还有止咳化痰的作用。为什么呢？眼睑有水肿，肺部有水饮，饮与水有关，车前草利水，利脚的水，利眼睑里的水，当然也可以利肺的水。肺里的水利掉一点，那么肺部可以通畅了，肺的扩张可以少受限制，患者不就轻松了吗？所以，这是我的设想，也是结合西医学的思考。因此，我们有时中西医结合起来，往往可以提高治疗效果。

还有胡颓叶，我们南方，比如，福建、广东、江苏，用得很多，主要用于咳嗽上气的喘咳证。它还可以补肺虚、补气。所以说，补骨脂补肾且具有平喘的作用，胡颓叶平喘，还有补气作用。攻补兼施地使用中药，才是辨证的。我们用药要掌握这一点，哪些药有双重、多功能的作用。

近年来，补肾治疗哮喘有了进一步的发展，尤其是在哮喘激发状态和重症抢救的应用中。比如，我们的张镜人老师，他介绍了16例哮喘激发状态的患者，这些患者都使用了激素和多种止喘药，但效果不佳。其中，许多人伴有不同程度的肾上腺功能不足的症状（虚象）。我这里也有类似的案例。哮喘发作时，患者往往伴有虚象，处于肾阳虚的状态。张老师使用参蛤散或人参胡桃汤，同时继续使用西药，结果临床控制了9例，显效3例，好转3例，总有效率达94%，仅1例无缓解。

他在体会中提到：使用这些中药后，除哮喘症状好转外，患者亦可以安然入睡，皮肤色泽恢复。他认为，这与皮肤血管收缩、竖毛反射恢复正常有关。同时，患者肌肉有力了，血管平滑肌和胸部肌肉放松，功能得到改善，这有利于祛痰，此外，心率也减慢了。因此，他表示，虽然仍在使用西药，但这些改善不得不归功于中药的效果，因为这些是抢救中的患者，西药已经使用了，但效果不理想，加上中药后取得了显著效果。本来在急症时，我们总是依赖西医或西药，以激素为主，不敢用中药，但现在发现，治疗哮喘结合补肾的中药能取得良好效果。

培本补肾方面，现在的研究主要是临床方面，从慢性到急性，补肾药都有一定的研究。华山医院在过去补肾法防治哮喘的基础上，使用温阳片（主要成分为附子片、生地黄、山药、淫羊藿、补骨脂）治疗了40例患者，其中2例基本控制，24例稍有进步，11例进步，3例无效。研究采用的指标不仅包括临床疗效，还有内分泌方面的指标。过去我们主要通过直接测定促肾上腺皮质激素（ACTH）来评估，而他们进一步采用了血浆皮质醇浓度作为指标。结果发现，6例肾阳虚患者的皮质醇水平低下，其中2例血浆ACTH浓度也低下，但补肾治疗后均恢复正常。此外，他们还测定了血浆免疫球蛋白，如 IgG、IgA、IgM、IgE，发现 37 例患者的 IgG 和 IgA 血浆浓度未发生明显变化，但 IgM 浓度显著升高，治疗后降低。我们知道，哮喘患者的 IgE 水平通常升高，IgM 浓度也升高，治疗后可以降至正常。因此，从免疫学角度来看，使用补肾药治疗哮喘可以使患者部分的免疫功能得以恢复。

基于这些研究，他们得出结论：补肾法可明显作用于下丘脑 - 垂体 - 肾上腺皮质激素轴，可能提高神经内分泌的兴奋性，从而调节肺的免疫功能和肾脏的敏感性。接下来，胡国让医生团队以小青龙汤冲剂为对照，治疗支气管哮喘 18 例，并与温阳片治疗的 41 例进行对照，两组在年龄、性别、平均病程及哮喘发作程度（大多为重症）等方面基本一致，确保了样本的可比性。从 1981 年 8 月初到 10 月底的观察结果显示：温阳片组总有效率为 90.2%，显效率为 63.4%；小青龙汤组总有效率为 38.9%，显效率为 22.2%。两组相比存在非常显著的差异，说明在哮喘好发季节，温阳片组的疗效显著高于小青龙汤组。

此外，他们以血清 IgE 为测定指标，观察了两组患者的季节性差异。结果表明：小青龙汤组的 IgE 水平有明显的季节性升高，即天气变冷时升高，而温阳片组则能抑制 IgE 的升高。通过这一实验，他们得出结论：温阳片作为补肾药，可以治疗支气管哮喘患者 IgE 的季节性升高反应。同时，他们还发现，血清 IgE 水平高的哮喘患者与 IgE 正常的患者在补肾后的疗效无显著差异，说明补肾法的疗效与血清 IgE 水平是否正常无明显关系。因此，他们认为，补肾药对哮喘的疗效可能不仅在于抑制血清 IgE 的季节性升高，还可能包括对 IgE 以外的其他因素的调节作用。这一发现值得我们进一步深入研究，以不断深化对补肾法的理解。

最后，我再介绍一下，随着免疫学、内分泌学、分子生物学及遗传学等学科的发展，在支气管哮喘这一庞大的领域中，不少学者已将这些学科的指标应用到中医药科研中。例如，最近一两年，俞森祥报道了以血浆前列腺素（PG）水平来衡量支气管哮喘发作期和缓解期的差异。他们观察了 17 例哮喘患者，发现血浆前列腺素 E（PGE）水平在发作期和缓解期差别不大，而 PGF2α 在发作期明显高于缓解期，F/E 比值增加。我们知道，肺部气管是前列腺素合成、释放和内化的主要场所，也是全身前列腺素含量最高的组织之一，PGE 能使支气管平滑肌舒张，而 PGF2α 使其收缩，因此 PGE 和 PGF2α 的平衡是肺部支气管功能的重要调节因素，这一平衡可以用 F/E 比值来表示；同时，前列腺素也是肺通气与血流比的局部调节者。

这一比例非常重要。例如，当血流比例与肺通气失调时，临床会出现呼气性呼吸困难，甚至出现紫绀现象。

因此，近年来关于前列腺素在支气管哮喘中作用的研究逐渐展开，尽管目前研究尚不充分。$PGF2\alpha$ 的收缩作用会导致平滑肌收缩，因此需要注意避免使用可能增加 $PGF2\alpha$ 的药物。这是一个很好的客观指标。这些指标可以为培本补肾防治哮喘的疗效评估和机制探讨提供重要参考，是一个值得深入研究的课题。

上述资料尽管还不够全面，但可以看出中药治疗哮喘的方法之丰富多彩，无论是在治肺还是在治肾方面均取得了一定的临床疗效。从一般的病例分析和结果报道开始，目前已扩大到临床病例样本的系统观察，这是一个可喜的进展。同时，一些方药的临床药理研究也已展开，并运用现代科学技术的方法对其进行机制方面的探讨，为中医学理论提供了科学依据，以便更好地指导临床实践。当然，支气管哮喘的发病机制非常复杂，不少急性哮喘或较严重的病例单用中药仍难以控制，还有待进一步提高疗效。此外，支气管哮喘的症状各异，各地的诊断标准和疗效考核指标也不一致。因此，目前中医学会和中西医结合学会正在制定统一的哮喘治疗标准。我相信，诊断标准和疗效考核指标的统一将更有利于未来科学研究和学术交流的开展。

今天的报告就到这里，谢谢大家！

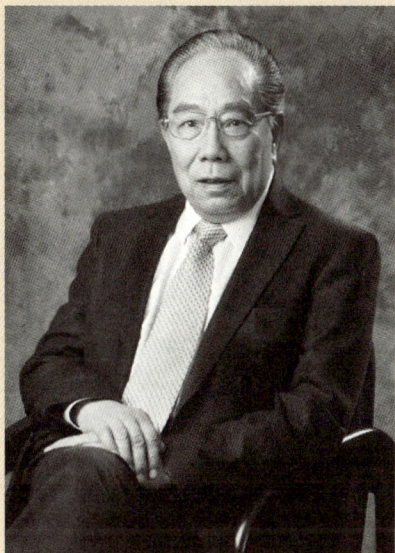

严世芸简介

　　严世芸，国医大师，上海中医药大学终身教授，博士研究生导师。曾任上海中医药大学校长、上海市中医药研究院院长。历任全国高等医学教育学会常务理事，全国高等中医教育学会顾问（原副理事长），全国中医药高等教育学会教育评估研究会理事长，中华中医药学会副会长，上海中医药学会会长等职。获首届全国名中医、第六届高等学校教学名师、首届全国中医药高等学校教学名师、上海市名中医，上海市文史馆馆员，上海市高等学校教学名师，中华医学会教育分会终身成就等荣誉称号。担任《辞海（中医分册）》副主编，第二至第七批全国名老中医药专家学术经验继承工作指导老师，中国中医科学院学部委员。任世界卫生组织传统医学国际疾病分类项目中国审评专家组组长和国际标准化组织/中医药技术委员会（ISO/TC 249）顾问，获第五届张安德中医药国际贡献奖。享受国务院政府特殊津贴。香港大学中医学院荣誉教授、香港中文大学中医学院荣誉教授、英国伦敦都市大学荣誉博士、泰国华侨崇圣大学荣誉博士。

严世芸长期从事中医各家学说、中医学术发展史、中医历代医家学术思想及学术经验、藏象辨证论治体系、中医高等教育、中医学方法论和人才培养规律、中医药标准化以及中医心血管疾病临床和基础研究工作。承担各类各级课题 30 多项，发表论文 100 余篇，主编专著和教材近 30 部。获各级各类奖项多项。

张伯臾诊治急性心肌梗死经验

内容提要

　　本讲介绍了张伯臾教授的学术特点及诊治急性心肌梗死经验，指出张老以《黄帝内经》《伤寒论》《金匮要略》为基础，重视广读博览但不盲从，不为成说所囿，立足临床、严谨求实，触类旁通、守常知变，勤于总结、勇于创见的学术特点。对急性心肌梗死，张老提出治疗中须处理好通与补的关系，根据标本虚实、轻重缓急掌握通补主次先后，做到"祛实通脉不伤正，扶正补虚不碍邪"；强调降低心肌梗死死亡率的关键是防脱防厥，从神志变化、呼吸、汗出、疼痛等八个方面总结防厥脱要点，提出"防脱防厥，用药须在厥脱之前"的治疗理念；同时指出在心肌梗死病程中，大便秘结与正气不足交互影响，正确运用通便法有助于心肌梗死康复。

　　各位同学、各位医师，我跟随张老学习十数年，深感张老对多种疾病均有独到经验。今天，我结合一些案例，谈一谈张老的学术特点和临床思路；另外，以急性心肌梗死为例，谈一谈张老的治疗经验。

一、张伯臾的治学方法

　　张伯臾教授早年就读于丁甘仁先生创办的上海中医专门学校，为该校第三届毕业生，曾直接随丁甘仁先生跟诊学习。张老现年 85 岁（注：讲座时间为 1986 年），深耕临床六十载，积累了丰富的诊疗经验。他善于化裁古法治疗急危重症，深受患者信赖。

1. 治学严谨，不囿成说

张老治学主张寻本溯源，以《黄帝内经》《伤寒论》《金匮要略》为基础，结合临床实践，广览医书，撷采众长，以此增进学识、提升医术。他认为研读历代医家著作不可盲从，不能不加思索地兼收并蓄，关键在于通过临床验证求得真谛。例如，张老早年与程门雪先生一样，酷爱研读徐灵胎批注的《临证指南医案》。叶天士与徐灵胎虽同为一代名医，但是在学术上，见解常常相左。对此，张老并不轻率附和任何一家之言，必待潜心研究后方发表观点。如《临证指南医案·吐血门》中，叶天士常用麦冬、五味子、玉竹、沙参等药，对此，徐灵胎则持异议，认为"吐血咳嗽乃肺家痰火盘踞之病，岂宜峻补""今吐血之嗽，火邪入肺，痰凝血涌，唯恐其不散不降，乃反欲其痰火收住肺中，不放一毫出路，是何法也！"可见，徐灵胎是极力反对叶氏的用药的。对此两说，张老经十余年的临床探索，终有所悟，在书中写了这样一段批注："徐叶两家之言，似乎背道，实乃相辅而不悖。吐血咳嗽而痰火恋肺者，麦冬、五味之属，当在禁用之列，以免资寇助纣；然临诊之中，所遇肺阴已伤，舌红绛，脉细数而咳吐血痰者不少，以阴虚为重，沙参、麦冬、玉竹等药，均属对症佳品，岂能废用？徒用清化痰热以伤胃气，非其治也。故徐、叶之说，未可偏废，相机而用，取效临床。仲景有麦门冬汤，麦冬半夏同伍，补阴而不滋腻，配搭之妙，诚可取法。"张老于五六十年前，能写出这样一段批语，是难能可贵的，足见其治学严谨，从不人云亦云。其求实精神，由此可见一斑。

2. 立足临床，严谨求实

张老临床擅长治疗内科急重症及疑难杂病，辨证细致入微，分析精准得当。其学术特点在于平调阴阳、培补脾肾，尤重顾护人体正气，拟方用药章法分明，始终贯彻"扶正达邪、祛邪安正"及"扶正不碍邪、祛邪不伤正"的学术思想。

张老的临床从治疗温热病开始。1924年，张老回乡悬壶行医。时值民生困苦，百姓饱受盘剥，积劳成疾者甚众，门诊所见多为急重症，尤以高热、霍乱、痉病、疟疾等为多，病情复杂多变。彼时张老深感温病时方如桑菊饮、银翘散等常难奏效，颇有病重药轻之憾，遂在精研叶天士《温热论》、吴鞠通《温病条辨》之余，深入钻研吴又可《温疫论》、戴天章《广瘟疫论》、雷少逸《时病论》等著作。

张老在桑菊饮、银翘散等轻清之剂的基础上，加入治疗时行疫毒之药，疗效显著提升。但是张老在临证中深感温病著作中保津开窍的方法比较多，却对急病的辨证有不足之处。如当时霍乱流行，症见暴吐暴泻、手足厥冷、汗出、大渴引饮、得饮即吐，一般医家多循温病之法，投以甘寒或苦寒清热之剂，救活者寥寥。张老依仲景之论，选用白通加猪胆汁汤，获效甚众。由此他深受启发，遂深入研究《伤寒论》，以补温病之不足，并借鉴《伤寒指掌》，探索融合六经与卫气营血结合辨证救治热病重证之法，终成熔伤寒、温病于一炉的热病论治风格。此风格于其临床实践中处处可见。

试举一例。

方某，男，25岁，患肾病综合征，尿蛋白（++++），住瑞金医院内科病房，予激素及免疫抑制剂治疗。住院期间，患者突发白血球（白细胞，下同）降至2×10^9/L，伴高热（体温40.5℃），2次血培养均见金黄色葡萄球菌生长。西医诊断为败血症，继发再生障碍性贫血。遂停用西药，予抗生素静脉滴注及肌内注射5天。但患者高热不退，病情危笃，遂邀张老会诊。当时是10月25日，患者高热6天不退，入夜口渴，便秘，双下肢红斑伴出血点，舌苔黄厚腻、中有裂纹而干，脉虚细数。

张老辨为正气大亏，客邪乘虚而入，邪热亢盛，热在气分，灼伤阴津，有入营之势，治宜扶正清化，予白虎加人参汤佐凉营之品。此例虽病在气分，然依叶天士"在卫汗之可也，到气方可清气，入营犹可透热转气"之论，于清气分实热之外，佐以凉营之品，防其传变。张老以生晒参、铁皮石斛益气保津，石膏、知母、金银花、连翘清热透邪，赤芍、牡丹皮、黄连、泽兰凉血散血，以防传变。全方清、透、养三法并用，颇具章法。

患者服药2剂后，高热即退，白血球升至4.9×10^9/L。病房医生确认方剂有效，遂嘱患者续服原方3剂，并于10月30日再邀张老会诊。再诊时，患者症见嗜睡，懒言，面色萎黄，汗出较多，口渴胁痛，舌苔根腻，舌淡红中有裂纹，脉细数、重按无力。张老辨为邪伤气阴，邪热虽化但未彻，有内传少阴的危险。治宜滋养气血为主，佐以清透余邪。方中重用吉林白参、黄芪、当归补益气血以托邪外出，牡蛎、白芍调和营卫以敛汗，柴胡、金银花、连翘透达余邪，麦冬清热养阴。服4剂后，患者热退症消。2周后，2次血培养未见细菌生长。该患者自中医会诊后即停用抗生素，仅以中药治疗。此案先宗温病，后法伤寒，立方用药不拘一格，其"防变于未患"之思想尤为突出。

3. 熟稔古籍，知常达变

张老除温病、伤寒外，还广泛阅读各家著作，李东垣、朱丹溪、张景岳等名家的著作他都很熟悉。他看的医案尤其多，《名医类案》《柳选四家医案》《临证指南医案》等，都是他放在案头、时常研读的书。另外，他经常翻阅的书还有《类证治裁》。张老认为《类证治裁》里记载的方法很丰富，对临床医生特别实用。对于学习和继承，张老常说："行医之道在于熟读医理，又善于触类旁通，守常知变。"这也正是张老的学术特点。他既能够按常规治病，又善于使用变法。同一种方法，他可以灵活运用。在这方面，他是很突出的。

以经方为例，张老在20世纪60年代主要用时方，麻黄用量不过3分、5分，最多不过8分；细辛用量不过3分；附子用到5分、8分。1973年，我跟他学习时，发现他的风格有了很大变化，开始比较多地应用伤寒方了。他在使用伤寒方时，不被《伤寒论》《金匮要略》的条文所束缚，而是灵活应用、守常知变。张老认为，仲景的方子不是专门为伤寒、金匮的病证而设，它的意义远远超出原有的条文，无论外感内伤、轻重缓急，只要辨证贴切，病机掌握得当，有是证就可用是方，不必拘泥于条文，这就是仲景所说的"但见一证便是，不必悉具"。这句话原本是对小柴胡汤证而言的，但张老认为可以将它作为使用仲景方的一种总体指导思想。所以，我想在这方面举一些例子。

病例一

白某，女，55岁，住院病例。患者消化道出血后，体虚未复，又受风邪，致营卫不和，发热4天不退，体温39.3℃，有汗不解，恶寒，口不渴饮，苔薄白，脉浮小数。虽在夏令炎热，张老仍用桂枝汤加味。药用川桂枝、炒白芍、生甘草，另加清暑化湿之品——鲜藿香、鲜佩兰、茯苓、白豆蔻、鲜荷梗。服2剂后复诊，患者恶寒身热已解，仍汗多，疲倦，脉细弱，舌淡红。此乃风邪已解，营卫未和，正气未复。遂用桂枝汤加太子参、浮小麦、炒防风、陈皮。

此案例为上消化道出血后，正是所谓"血家"，且时值暑天。按《伤寒论》所言，血家禁用桂枝，但张老认为患者病机符合虚人感冒、营卫不和之证，故不囿于经文，大胆使用桂枝汤治疗，收到良好效果。

病例二

黄某，男，57岁。患者脑膜瘤手术切除后，自觉有气从少腹上冲至口，伴头晕屋转，严重的时候会昏倒，后颈项胀痛，小腿频发痉挛拘急，脉小弦滑，苔薄白腻。西医诊断为脑膜瘤术后继发性腹型癫痫。患者长期服用抗癫痫药无效。经辨证，张老认为此证属"奔豚气"，系脾肾阳虚、痰浊内生、肝气夹痰上逆所致。治拟温阳逐饮、化痰降浊。方用真武汤加减，用附子、生白术、茯苓、白芍，佐以桂枝、葛根、制半夏、陈胆南星、石菖蒲、当归、泽泻、白金丸等。患者先后服用 20 余剂。二诊时，患者头晕、气逆症状 20 余日仅发作 1 次，持续 1 分钟就停止了，较前显著改善，头项胀痛亦减，然见自汗盗汗、脉沉迟、苔薄腻。仍守原方去葛根、石菖蒲、胆星，加炙黄芪、熟地黄、炙甘草等益气养血之品。后续连服 21 剂，诸症悉除。

此案症状符合《金匮要略》奔豚气所述的"从少腹起，上冲咽喉，发作欲死"。但《金匮要略》治奔豚气用的是桂枝加桂汤，张老却用的是真武汤。《伤寒论》真武汤本为太阳病误汗致阳虚水泛而设。张老之所以用真武汤，就是抓住了患者脾肾阳虚、痰浊水饮内生这个病机，所以用温阳化饮的方法。当然，真武汤方中本含桂枝、茯苓以降逆。由此可以看出，张老临证不囿于《伤寒论》《金匮要略》条文束缚，而是根据实际情况，在辨证的前提下，灵活使用经方。患者经此治疗，终获痊愈。

病例三

樊某，女，46 岁。患者病情较重，系车祸外伤 1 个月余，住中山医院，曾用多种西药及活血化瘀、逐痰开窍中药。就诊时，患者神志时清时寐，头痛，烦躁狂叫，日夜不休，便秘腹痛，解燥屎，脉弦小数，舌苔黄腻。张老初诊予通窍活血汤，症状未改善。二诊时，患者仍狂叫不休，大便秘结。张老辨为外伤后瘀热凝阻，属《伤寒论》蓄血发狂证，与阳明热盛发狂不同，拟抵当汤加味以化瘀清神。方用水蛭、虻虫、桃仁、生大黄（后下）、当归、红花、鲜石菖蒲、广郁金、茯苓、生山栀。患者服至第 4 剂，左手及双下肢已能活动。服 17 剂后复诊，患者躁狂大叫明显减轻，神志渐清，但不能言，昨日便软 3 次，腹痛已除，苔黄腻，脉弦小滑。此时脉络血瘀渐化，痰热未清，遂拟活血化痰清热之剂，用黄连温胆汤加当归、川芎、桃仁、红花、地龙、白蔻仁、石菖蒲，7 剂。后续予活血醒神、和中醒胃、调补气阴之剂，前后共服 40 余剂而愈。

此案为典型抵当汤证。《伤寒论》中，抵当汤主治太阳随经、瘀热下焦之蓄血发狂证。后世有一个讲法，就是瘀在下，其人狂；瘀在上，其人忘。本案与抵当汤证瘀热病机相同，发狂症状相符，故用抵当汤取得了比较好的效果。这个病人的主治医生对此案颇有感触。其曾在曙光医院进修3个月，对此患者用过安宫牛黄丸、牛黄清心丸等清心开窍之品均未获效，但张老用了抵当汤后，疗效显著。由此可见，抵当汤之所以有效，关键在于准确辨证，抓住了瘀热这一核心病机。

病例四

袁某，女，59岁，曙光医院急诊科住院患者。初诊时，患者体虚甚，5天来发热、胸闷、呕吐，近2天四肢厥逆、汗多，曾昏厥2次，血压下降，烦热不欲衣被，便秘，口黏干，苔白腻罩黄而干，脉沉细。辨为暑湿遏伏夹滞内阻，心气不足，邪热内陷，阳气郁遏不升。先予宣化暑湿、扶正通腑。方用四逆散，柴胡、枳实、炒白芍、甘草，佐以川黄连、黄芩、大黄、制半夏、川厚朴、当归、山萸肉、生晒参，1剂。二诊时，患者四肢转温，汗减，便解2次仍燥结，心烦内热，口干，脉小滑，苔白腻干。此暑湿内陷已有外达之机，阳明燥屎尚未尽下，所以还是扶正宣泄，前方去半夏，加鲜石菖蒲。2剂后，再予扶正祛邪之剂收功。

此系肺部感染致中毒性休克病例。会诊时，患者正用西药升压维持，即便如此，血压只能达到70/40mmHg。会诊前，患者也吃过参附龙牡汤这类益气回阳的药，但没有明显效果。患者入院时，烦热，四肢厥冷。四肢厥冷，中医称厥逆。厥逆分寒厥、热厥。寒厥，使用温经散寒、回阳救逆的方法即可收效，热厥则不一样。张老尤重热厥辨识，其或以邪实为主，或虚实夹杂，故治疗上可散、可攻、可清、可开，重点在"凉"和"通"二字，也就是《黄帝内经》所说的"火郁发之"之义。这个病例属热厥，病在气分，为阳气被遏，阳明积滞，所以方中用了泻心汤合小承气汤泻火清热导滞，用四逆散的意思是宣散被热邪遏郁的阳气。

四逆散原本治疗阳郁于内、不能达于四肢的少阴四逆证。张老认为此方能透解热郁、畅达阳气，是治疗热厥初起的一个不错的方剂。本例服1剂即厥回肢温，2剂血氧平稳停用升压药，见效颇速。所以，临床上不能一见厥逆，就认为其属阴寒之证而乱投热药，对这种阳极似阴、热极似寒的热厥应该特别注意。四逆散在临床最广为人知的作用是疏肝理气，对治疗厥逆则多有疏忽，此正显张老经验之独到。

病例五

区某，女，24岁。患者患艾迪生病（肾上腺皮质功能减退）8年余，皮肤黏膜色素沉着日渐加重，色黧黑枯槁，尤见于面部、乳头、手足背侧及阴部，时发头晕昏仆，血压偏低。现症见口干，肢冷，失眠，嗳气，纳呆，神疲，脉细，舌紫暗，苔根腻。辨证属肾阳不足，气血两亏，瘀阻脉络。治以益肾温阳、调补气血、活血化瘀。方取当归四逆汤加减：当归、桂枝、赤芍、白芍、细辛、木通、甘草、淫羊藿、鹿角霜、补骨脂、牛膝、夜交藤、姜半夏。配合猪膏发煎，血余240g配伍猪膏500g熬膏，日服2次，每次1匙。患者连服近50剂。

二诊时，患者面部黧黑转淡，口唇紫红，手足背色素消退，仍头晕畏冷，脉沉细，苔薄白，舌边紫暗而尖转红。转拟益肾通脉化瘀法。原方去牛膝、补骨脂、夜交藤、半夏，加熟地黄、熟附片、仙茅、川芎，配服大黄䗪虫丸，续服30剂。经治4个月余，患者面部黑色消退十之八九，唯肢端及私处色素消退较缓，肢冷转温，神疲改善，舌紫渐退，此乃阳气来复、瘀血渐化之象，守方久服巩固。

此案患者先在门诊治疗，后因昏厥收治入院，治疗4个月左右，好转后出院，继服中药后，恢复工作。此病似可纳入"黑疸"范畴，但也有不妥之处，在这里是按黑疸治疗的。本病以当归四逆汤加味益肾化瘀，后加入大黄䗪虫丸治虚劳干血（表现为情绪躁郁、目眶晦暗），暗合《金匮要略》之旨。猪膏发煎在《金匮要略》中治疗黄疸，原文中说"诸黄，猪膏发煎主之"，即针对各种各样的黄疸，猪膏发煎都能治。对于湿热黄疸猪膏发煎是否适宜，张老认为值得商榷。但用在这个患者身上，因为这里是虚劳干血，取其润燥消瘀的功能，以久服取效。猪膏发煎到底在本病中具有什么作用，目前尚难说清，有待临床进一步探索。

张老治疗此患者用当归四逆汤，后加入大黄䗪虫丸，并自始至终嘱其服用猪膏发煎，取得的效果比服用强的松、甘草流浸膏明显。当归四逆汤本来并非用于治疗黑疸，但由于患者四肢厥冷，根据"手足厥寒，脉细欲绝，当归四逆汤主之"，故采用当归四逆汤治疗，事实证明，疗效显著。

病例六

胡某，女，36岁，胸科医院会诊病例。患者因贲门痉挛行手术松解，术后并发吻合口瘘，经二次手术修补后，贲门括约肌受损，引发顽固性呕吐，诊为反流性食管炎。初诊见胸脘痞闷，呕吐清水，食后1小时反食酸腐，形体羸瘦，倦怠乏力，舌苔白腻滑润，边有齿痕，脉细滑数而尺弱。辨证属脾肾两虚，命门火衰，水谷不化反生痰饮；饮蓄于中，冲激上逆，则见呕吐。虽本虚而标实，当先化饮止呕、健运和中，予小半夏加茯苓汤合玉枢丹加味：茯苓、生半夏、生姜、炒吴茱萸、太子参、沉香、玉枢丹。2剂后续调方连服8剂。

二诊时，患者呕吐已减，但见胸闷，中脘有烧灼感，纳食后更觉不舒，时觉懊恼，常吐清水涎沫，间杂血丝，入夜尤甚，脉濡细，苔薄白。辨为痰热夹湿壅胃，治拟辛开苦降、和胃降逆。予姜黄连、炒吴茱萸、茯苓、姜半夏、红参、旋覆花、花蕊石、代赭石、黑山栀、鲜竹茹、煅瓦楞、来复丹，10剂。

三诊：服上药后懊恼、烧灼感、呕吐大为减轻，食后脘腹作胀及泛吐清水亦减，面色萎黄转红润，并能下床散步，脉细弱，苔薄白。疾病已有向愈之机，但运化尚未复常，易生水饮，再拟调补脾胃以巩固。予香砂六君丸：党参、白术、茯苓、炙甘草、陈皮、半夏、木香、砂仁。10剂。

此案先从健运和中、化饮止呕入手，用小半夏加茯苓汤合玉枢丹加味，经10剂后症状虽减但未除。审察病因，是由于痰湿热影响胃之通降，冲逆上行造成这些症状，故用辛开苦降的同时，以旋覆代赭汤合来复丹而奏效，最后予香砂六君丸调理。出院后于曙光医院随访，患者症情已趋于稳定，仅偶有泛恶未见呕吐。

此病例予经方和时方所成的复方奏效。其中，来复丹取自许叔微《普济本事方》，用于救治重危患者，由硝石、硫黄、五灵脂、太阴玄精石、陈皮、青皮组成，有降逆镇逆之效。

从上述病例可以看出，张老在用经方时守常知变，使用经方时主要抓住以下几个方面：第一，抓主症，不管太阴病、少阴病、厥阴病，还是太阳病、少阳病、阳明病，出现这个症，就用这个方。第二，抓病机，只要契合病机，该用这个方，就用这个方，不为条文所约。第三，重配伍。比如，张老应用栀子豉汤治疗大叶性肺炎。为什么呢？因为表证未平而内热已见，用栀子豉汤既透表又宣散内热，取得了良好效果。再比如，张老经常用桂枝汤加减治疗脾胃病，如桂枝汤、小建中汤、桂枝加芍药汤，他也用这些方治疗神经衰弱，这么用的原因就是抓住了桂枝汤的方剂特点和配伍特点。

4. 勤于总结，勇于创见

随着临床经验的积累，张老不断总结经验，勤于思考，大胆谨慎地提出创见。他常说，"精通医学，以熟谙医理为首务"，但"欲求发展，又不可为成说所囿而不敢越雷池一步"，需结合临床深入体察，反复思考，以得真知，阐发己见。张老不尚空谈，其学术思想朴实无华，其丰富的临证经验皆源于长期临床实践，可谓"实践出真知"的典范。

张老对肝阴肝阳理论有独到见解。古人认为"肝体阴而用阳"，肝阴肝血常虚，肝气肝阳常实。张老认为此种说法似乎片面。五脏都有阴阳，其他四脏都可以有阴阳之虚，为什么肝的阳气没有虚而只有实呢？关于这个问题，我1973年跟他学习后不久，他就给我讲过。

他说：虽然吴澄、唐容川这些医家都提到过肝气虚、肝阳虚，但在阐发上还不够深入。张老认为，肝气肝阳也应有虚的，在临床上肝气虚、肝阳虚不少见。我们也有体会，慢性肝炎属阳虚的，得用附子、细辛、干姜这类药。这种慢性肝炎很容易好，取效较快。其症状大致如下：胸胁隐痛，或胀痛绵绵，劳累则加重；神疲乏力，腹胀纳呆，面色灰滞萎黄，悒悒不乐，甚则畏寒肢冷；舌淡红而胖，苔白或腻，脉虚细弦。张老在书写脉象时常有虚弦的描述，意思是初按似弦脉，但稍微用力摸则脉变得无力。这种"弦"，他认识是假象，是可以用补法的。张老认为，肝气虚、肝阳虚常与脾气虚、脾阳虚同见，故在治疗上主张以益气温阳、补肝健脾为原则，用党参、人参、黄芪、附子、白术、茯苓、细辛、白芍、酸枣仁、乌梅、木瓜这类药。对这类患者，若用疏肝泻肝的方法，使用大量理气活血药物，必定造成戕伐太过，使虚者更虚。

有一个门诊患者，黄某，女，49岁，患早期肝硬化。近年来肝区胀痛，神倦纳呆，面色萎黄，经闭2个月，畏寒肢冷，盗汗，脉沉细无力，苔白滑。张老认为，此患者肝气虚，脾阳弱，气血不足，宜温阳而补气血以观动静。方用附子、生白术、桂枝、炒白术、炙甘草、当归、鸡血藤、青皮、陈皮。服药一段时间后复诊，患者肝区疼痛好转，仍畏寒肢冷，月经来潮，睡时容易汗出，面色萎黄，神疲，纳增，脉细苔白腻。守前方去青皮、陈皮，加红花、醋鳖甲。续服后，患者症情进一步改善，增入酸枣仁、牡蛎、党参、川芎等。治疗2个月余，终见肝区胀痛大减，形寒肢冷改善，面色转润，盗汗减轻。实验室检查示，蛋白电泳 γ-球蛋白由12.5%升至15.5%，血沉由35～65mm/h降至正常。患者恢复工作，随访年余，病情稳定。

本案例中肝气虚、肝阳虚均有，故理论上的问题有待于临床上的检验。这也是张老根据自己的临床体会提出的看法。

二、张伯臾诊治急性心肌梗死的经验

张老在诊治急性心肌梗死方面也体现了"不为成说所囿"的学术特点。例如，目前对急性心肌梗死，很多人认为它属于"真心痛"。《黄帝内经》记载："真心痛，手足清至节，心痛甚，旦发夕死，夕发旦死。"在冠心病、心肌梗死中，类似的表现确实存在，因此将其归入"真心痛"范畴不算错。但张老认为，真心痛不能完全概括急性心肌梗死的所有症状，急性心肌梗死还应归属"胸痹"的范畴。

胸痹在《金匮要略》中有诸多记载。如《金匮要略·胸痹心痛短气病脉证治》将胸痹、心痛和短气并列论述。其内容有"平人无寒热，短气不足以息"；"胸痹之病，喘息咳唾，胸背痛，短气"；"胸痹心中痞，留气结在胸，胸满，胁下逆抢心"；"胸痹不得卧，心痛彻背"。条文所载症状，在一般冠心病中并不多见，而在心衰或心肌梗死中较为常见。因此，将胸痹单纯视为冠心病恐有局限。《金匮要略》中描述的症状更符合心衰和急性心肌梗死的表现，故张老认为急性心肌梗死应归属于"真心痛"和"胸痹"两病。他认为可作如下区分：若符合《黄帝内经》所载"旦发夕死，夕发旦死"，即发病后24小时内死亡者，当属"真心痛"，其余则应归于"胸痹"。

关于胸痹的病机，张老推崇仲景所述"阳微阴弦"之论，即阳气微弱，浊阴占据清阳之位。原文是："阳微阴弦，即胸痹而痛，所以然者，责其极虚也。"对于"阳微阴弦"的解释，除"阳气微弱，浊阴占据清阳之位"外，还有解释为脉象的。总的来说，胸痹之病乃本虚而标实，故张老认为冠心病本质上属于本虚而标实，特别是老年患者之"虚"更为明显。他在临床上对于冠心病患者，特别是老年冠心病患者，在缓解期调理巩固时，比较强调使用补法。但使用补法时，他也未废弃"通"字，始终着眼于补中寓通。若老年冠心病出现标实，张老则先治其标，但总体治疗思想仍以补虚为重。

《金匮要略》论治胸痹，根据"阳微阴弦"的病机，治疗上往往以附子、人参、干姜补阳益气，以川厚朴、枳实、茯苓、薏苡仁等通阳散结、豁痰化饮。故在《金匮要略》中载有两种方法：一则益气补阳，二则通阳散结、豁痰化饮。对此，张老基本认同，但认为《金匮要略》对胸痹的认识还不够全面。他认为就本虚而言，有阳虚、气虚、阴虚，也有阴阳两虚，甚至阳微阴绝、阴阳离决。表现为心阳外越的，不能只强调阳气虚，而忽视了阴虚。关于标实，张老的观点亦是如此。他认为标实不仅有痰饮，也有气滞、血瘀。这些虚（阳虚、气虚、阴虚、阴阳两虚、阳微阴绝、心阳外越）和实（痰、饮、气滞、血瘀）相互夹杂、互为影响，使得胸痹的病机错综复杂，标和本常相互作用，标和标也相互影响。比如，痰浊中加入气滞、血瘀，痰瘀可以互结；阴虚和痰热也可以互结，痰热还容易伤阴；阳虚和寒饮、寒痰常互结，寒饮、寒痰又容易伤阳等。

因此，心肌梗死的病机非常复杂，重点要抓住"阴""阳""痰""瘀"四字。阴即阴虚；阳即阳虚；痰要分寒痰、热痰；瘀可以因为气滞而瘀，也可因为寒邪而瘀。在病机方面，张老认为应该抓住"心脏虚弱""心脉痹阻""胸阳不振"几句话，此三者乃其基本病机，亦即诊治之指导思想。

张老诊治急性心肌梗死的经验非常丰富，下面重点介绍三个方面。

1. 处理好"补"与"通"的问题

急性心肌梗死因其本虚，所以宜补；因其有邪，心脉失畅，"心痹者脉不通"，故宜通。怎么处理"补"与"通"的关系呢？根据张老临证情况，可以总结为以下三点。

（1）根据疾病标本虚实、缓急轻重的不同，掌握好通和补的主次先后。在急性心肌梗死中，先要区分证候是以虚为主还是以实为主，是因实致虚还是因虚致实，然后就能确定治疗方案是以补为主还是以通为主，从而合理运用"通""补"之法，或先祛实通脉，或先扶正补虚，也可补中寓通或通中寓补或通补兼施。张老认为，急性心肌梗死发作期，单纯先祛实通脉和先扶正补虚者实属少数。先祛实通脉者一般身体壮实，心肌梗死发展得比较突然，标实比较明显；先扶正补虚，则适用于阳微阴绝、心阳要外越的情况。这两种情况之外的大多心肌梗死患者应采用通中寓补、补中寓通或通补兼施的方法。需要注意的是，补和通的关系随着病情的变化也在不断变化，要及时调整，不能刻舟求剑、拘泥不变。

例如有个病例。

陈某，男，61岁。

1994年2月7日初诊：患者胸骨后刀割样疼痛频作4天，心电图提示急性前壁心肌梗死，收入病房。刻下：胸痛引臂彻背，胸闷气短，得饮则作呕欲吐，大便三日未行，苔白腻，脉小滑。此乃阴乘阳微，清阳失旷，气滞血瘀，不通则痛，《金匮要略》曰"胸痹不得卧，心痛彻背者，瓜蒌薤白半夏汤主之"，从其意。处方：薤白、瓜蒌、桃仁、红花、丹参、郁金、香附、半夏、茯苓、橘红、当归、生山楂。6剂。

1994年2月14日二诊：胸痛五日未发，胸闷亦瘥，面色仍有灰滞之色，大便四日未行，苔薄腻微黄中剥，脉小滑。此痰瘀渐化，心阳亦见宣豁之机，还宜通中寓补，以其本虚标实故也。前方去香附、郁金、山楂，加炒酸枣仁、生大黄（后下）。9剂。

1994年2月21日三诊：胸闷痛已罢，便艰，苔腻已化，舌红，脉小弦。心电图示急性前壁心肌梗死恢复期。此病后心阴耗伤，应补中寓通，以图根本。处方：太子参、麦冬、五味子、炒酸枣仁、小麦、炙甘草、丹参、当归、桃仁、红花、火麻仁、降香。10剂。

本例未用西药，住院25天，经心电图提示心肌梗死恢复期而出院。从此案例可以看出：在该用通的时候，若辨证以实为主，则补中寓通；祛实后出现虚象，则转至通中寓补。补、通的灵活转换关键在于辨证。

（2）脉不通是心肌梗死的基本病机，所以通脉是治疗本病的基本法则。除了阳微阴绝的厥逆急需补虚救逆，即便虚象明显，在使用补法时也不能忽视通法。当然这个通是建立在本虚标实的前提之下的，和心肌梗死只用活血通脉的方法不同。现在有观点认为，心肌梗死是由血液流变学变化造成冠状动脉狭窄、供血不足所致，所以一味使用活血化瘀药物治疗。这二者的指导思想很明显是不同的。张老强调的是在本虚标实的前提下不忘使用通法，并不主张一味使用活血通脉药。我们在临床上也发现单纯使用活血化瘀药物治疗心梗，恢复较慢，反不如中医辨证论治效果好。

有个病例。李某，男，55岁，住院患者。患者心肌梗死6天，持续用升压药，血压尚未稳定，在用升压药的同时，还用过地塞米松、利多卡因，现心绞痛发作，胸闷气急，汗多肢冷，脉沉细无力，苔薄白，质暗。此乃心脏阴阳两伤，痰瘀中阻，颇有厥脱之险。拟参附龙牡汤合生脉散阴阳两补以坚阴敛阳，佐以化痰瘀以通脉。处方：附子、红参、煅龙骨、煅牡蛎、麦冬、五味子、当归、红花、桃仁、全瓜蒌、薤白头、黄连。服上药2剂，血压即趋稳定。2周后，患者症状消失，心电图提示下壁心肌梗死恢复期。

（3）在处理补通关系时，要权衡邪正两方面，掌握好"祛实通脉不伤正，扶正补虚不碍邪"的原则。张老主张补阴而不滋腻，补气而不滞气，行气而不破气，行血而不破血；攻以不伤正为主，补以不碍邪为主。

在心肌梗死用药方面，阳虚气弱者，常用药为党参、红参；阳虚明显者加附子；苔白腻、白滑、胸闷，兼有痰饮者，加半夏、胆南星、石菖蒲、白芥子、川厚朴，痰饮者还可用真武汤、苓桂术甘汤；通阳用瓜蒌、薤白、桂枝、白酒等。

阴虚者，用生地黄、石斛、玉竹、生脉散（用得较多）。气阴两虚时生脉散中用党参；阴虚时则将党参改为北沙参或太子参。在选用养阴药时，要慎用滋腻之品以免助痰。若舌苔黄腻而干，胸部有烧灼感，为阴虚痰热表现。张老常用黄连温胆汤、小陷胸汤治疗，药用黄连、瓜蒌、半夏、胆南星、石菖蒲、天竺黄等。如果有胸闷等胸阳失宣的表现，则用瓜蒌生姜汁，此时不用薤白，因为薤白比较温燥，用于阴伤痰热不妥。

另外，心肌梗死既然是心脉闭阻不通，那么活血通脉当然是重要的治法。有些活血药药性平和，对阳虚、阴虚者均适用，如丹参、红花、三七、桃仁、益母草、泽兰。当归偏温，对阴虚患者，张老有时有所顾忌而舍之不用。川芎、失笑散、乳香、没药等偏温的活血药阳虚患者用得比较多；赤芍、牡丹皮、蒲黄等凉血活血药阴虚患者用得较多。如此选用活血药物，既可通脉，又不致伤阴损阳。

在理气行气方面，张老常用瓜蒌、薤白滑利气机。除于心肌梗死、冠心病中运用，张老亦常将瓜蒌、薤白施用于大便不爽、泄泻之证，患者服后里急后重、大便不爽之感多能速除。阳虚病例中，张老用降香、檀香、沉香、延胡索这些药理气行滞；阴虚病例中，用郁金、枳壳、香附、佛手、绿萼梅这些药。因寒而致瘀，疼痛比较明显者，除用附子外，还用吴茱萸、生姜、川芎、细辛、干姜、川乌、赤石脂等。曾有一方，张老将乌头、细辛、干姜、赤石脂、桂枝这些药一起用。有个同济大学的老师，患冠心病胸痛久久不愈，最后就是张老用大队温通药物温阳散寒通脉，把他的心绞痛稳定下来的。

2. 防厥脱的问题

降低心肌梗死死亡率的关键，在于防厥防脱。对西医来说，就是防治三大并发症——心力衰竭、休克和心律失常。对中医而言，心梗死亡的直接原因就是厥脱，因此在治疗心肌梗死过程中要警惕厥脱的发生。张老认为，临床中需注意以下方面，才能把握病机发展的状况，及时用药干预，有效预防厥脱。

（1）无论是阳虚还是阴虚，都可能有厥脱之变。在心肌梗死中，阳虚者比阴虚者更容易发生厥脱。因此，见到阳虚患者，要格外注意厥脱的危险。当然也并不等于说对阴虚者就可掉以轻心，阴虚者也可能出现厥脱的变化。

（2）要注意神的变化。一天之中，无论上午下午，都要密切观察患者的精神状态，出现两种变化提示有厥脱的可能。第一种是精神萎靡。如果入院以来，患者精神逐渐萎靡，要注意其可能向厥脱的方向发展。第二种是烦躁。如果患者原本比较安静，渐至心烦、躁扰，要注意其可能向厥脱的方向发展。特别是烦躁时，患者目光惊恐，好像很害怕的样子，要当心突变，突然心跳停止。

（3）要观察呼吸的情况。心肌梗死患者均有气短的症状，需要观察气短的程度是否在逐渐加重。应在加重阶段就给予充分注意，不要等到气喘、喘息不得卧时才给予重视，恐为时已晚。

（4）要观察出汗的情况。心肌梗死患者多多少少会有汗出的现象，要观察汗出是不是在逐渐增多，这一点比较重要。如果汗出逐渐增多，要注意汗多亡阳。汗多有时是亡阳的先兆，汗出也可伤津耗液，所以进一步发展可能会阳脱阴微而有厥脱之变。

（5）要观察疼痛的情况。如果患者疼痛逐步加重，疼痛剧烈而不能缓解，应当要注意不要向厥脱的方向发展，要及时用药。

（6）要观察四末、鼻尖的温度。若患者四末、鼻尖的温度逐步下降，就要给予重视，及时用药，不要等到逆冷才去救治。这个时候厥脱已经形成，再治疗就比较被动了。要在出现四末欠温、鼻尖温度下降时，就及时用药，此时治疗可占先机。

（7）要观察舌苔。舌苔对心肌梗死预后的判断价值已得到公认。刚入院的心肌梗死患者往往舌苔薄白。如果病情没有稳定，舌苔就会逐渐加厚，逐渐厚腻。当得到一段时间治疗后，患者病情逐渐稳定，腻苔便逐渐得化。因此，观察舌苔的变化对判断病情是否稳定有直接的意义。若舌苔仍腻，说明病情还未稳定；若舌苔厚腻增加，说明病情在发展；若舌苔厚腻减退，提示病情在好转。此外，阳虚痰饮者痰饮越重，心脉痹阻的程度越重，苔腻也越来越严重。阴伤者本见薄白苔，若出现舌苔光剥，提示病情向坏的方向发展。总之，舌苔对预判心肌梗死病情的进退很有帮助。

（8）要观察脉象。脉象有无结代，可反映心电是否正常。脉象如果变得沉细或者浮大，均提示病情向不好的方向发展。

以上这些方面对我们防脱、防厥都很有意义。如有一位姓袁的患者，心电图示广泛心肌梗死，当时血压还在正常范围，但有神倦、汗多、畏寒等症状，脉细而迟。张老根据这些症状，给予参、附、麦冬、山萸肉兼补阴阳、益气扶正；根据胸闷、便秘给予瓜蒌、薤白、当归、红花、酒大黄。这个患者虽然血压在正常范围，但从中医角度判断，有厥脱的可能，所以张老果断用了参、附、麦冬、山萸肉。

张老在治疗厥脱时，喜欢使用山萸肉，阳虚、阴虚都喜欢用，用量多在15g以上，甚至用至一两（30g）。山萸肉本身可以补肾阴，但对阳虚厥逆而言，也需用山萸肉以实现"善补阳者，从阴引阳"。后来，我们在急诊室把山萸肉制成针剂以观察它抗休克的作用，发现山萸肉对早期休克还是有一定的纠正作用的，但用量要在15g以上。

张老常说："要想防脱防厥，用药就要在厥脱之前。"意思是说，要先期治疗，不要等到厥脱发生再用药。阳虚而有厥脱之象时，张老喜欢用独参汤、参附汤；若有四肢逆冷的厥逆证，则用参附龙牡汤、四味回阳饮、回阳救急汤等；阴虚、气阴两虚则以重剂养阴，用生地黄、鲜生地黄、铁皮石斛、黄精、生脉散等。其中，"参"可选择西洋参或朝鲜白参；无论是阳虚还是阴虚的厥脱均用山萸肉。对心绞痛久久不解者，张老主张用苏合香丸、行军散。

对苏合香丸这类耗散、芳香、开窍的药，张老不主张常用。他认为其是治标药，偶尔用之即可。同样，张老也不主张常服救心丸、保心丸、苏合香丸，认为长期服用可耗伤正气。故类似苏合香丸这样的芳香宣散之剂，张老仅推荐必要时（疼痛较剧时）使用。行军散具有开窍化浊宣痹的作用，用于心肌梗死、心绞痛有比较好的效果。

3. 心肌梗死中通大便的问题

早在1979年全国冠心病心绞痛、心律失常学术交流会上，张老首次提出"心肌梗死要通便"的观点。之后于1982年，中国中医研究院（现中国中医科学院）西苑医院陈可冀等专门总结了心肌梗死中通便法的运用。

在心肌梗死的治疗中，通便要引起重视。心脏病（包括心肌梗死）患者因便秘、大便不畅而在排便过程中出现突然心跳停止的不在少数。心肌梗死患者常见便秘，这是本虚标实的表现之一。若不及时处理，很容易由大便不畅引发心跳突然停止。

对便秘，以前的文献记载较多，多将便秘分为阳结、阴结两种。张仲景的"其脉浮而数，能食，不大便者，此为实，名曰阳结也，期十七日当剧；其脉沉而迟，不能食，身体重，大便反鞕，名曰阴结也，期十四日当剧"，是以能食、不能食和脉象来鉴别阴结和阳结的。李东垣讲得比较简练："实秘热秘为阳结，宜散；虚秘冷秘为阴结，宜温。"张景岳认为实秘就是阳结，无论是阳虚还是阴虚都是阴结，其云"凡下焦阳虚，则阳气不行，阳气不行，则不能传送而阴凝于下，此阳虚而阴结也。下焦阴虚，则精血枯燥，精血枯燥，则津液不到而肠脏干槁，此阴虚而阴结也"。叶天士说"阳气窒闭，浊阴凝痞，称为阴结"，用半硫丸、来复丹治疗。

在心肌梗死中，便秘也有阳结、阴结之分。张老是这样区分的：痰热或者阴虚痰热而致便秘者属于阳结；阴虚而无痰热，或阳虚、气虚致阳不化阴，浊阴积于大肠的便秘属于阴结。此论比较接近张景岳的看法。

对心肌梗死的阳虚便秘，如果虚象不明显，可以先通便祛实，然后再扶正调理。如果是阴虚痰热便秘，虽然有阳结，也应照顾其阴虚。比如下述病例。

成某，男，71岁。1976年6月21日初诊。

患者左胸阵发性刺痛2天，大便7日未通，口臭且干，心悸，脉弦小不匀，舌边红带紫，苔白腻。心电图示急性前壁心肌梗死，伴多发性房性早搏及偶发性室性早搏。证属劳伤心脏，湿热滞瘀交阻，先拟清热活血、通腑祛滞。予黄连、半夏、瓜蒌、川厚朴、枳实、生大黄、当归、川芎、红花，失笑散、苦参片（因为有早搏）。

1976年6月26日二诊：加减服用5剂后，患者症状有所好转，动则左胸作痛，大便2次，但舌腻未化，口不干，脉虚弦。此痰湿瘀虽减，但心脏气血流行未畅，拟前法出入。前方去生大黄、红花，加制大黄、石菖蒲。

1976年7月2日三诊：时左胸闷痛未发，夜间惊惕懊侬不宁，舌苔厚腻已化，便艰。此热瘀尚未尽化，心阴已见耗伤，拟养阴清热、活血化瘀。予北沙参、麦冬、生山栀、丹参、当归、郁金、石菖蒲，失笑散、磁朱丸、苦参片。

中药治疗 17 天后，心电图示前壁心肌梗死恢复期，胸闷痛、便秘、夜寐不安次第而愈。

此案为阳结，用的是小陷胸汤合小承气汤加减。对于阴结患者，无论是阴虚，还是阳虚、气虚，都应以补虚为主，辅以通便，这一点需要强调。前面介绍的姓衰的患者就是如此，在治疗厥脱时配用一点通便药，但以扶正为主。

还有一个案例。

陈某，男，48 岁。

初诊：患者有冠心病史，晨起左胸闷痛不止，气急唇紫，身热汗出，大便两日未解，口臭，脉细弱，舌红绛，苔白腻而干。血压 80/50mmHg。心电图示急性下壁心肌梗死，Ⅲ度房室传导阻滞、莫氏Ⅱ型Ⅱ度传导阻滞。此乃心阴损伤，心火内燔，瘀滞痹阻，为阴伤热瘀交阻之重症，急拟养心阴、清心火，佐以化瘀通腑。予皮尾参（人参的支根和须根经过加工制成的参类药材）、鲜生地黄、北沙参、麦冬、川黄连、全瓜蒌、鲜石斛、牡丹皮、赤芍、红花、鲜石菖蒲、制大黄。7 剂。

二诊：患者服上药 2 剂，停用升压药，仍心悸且慌，汗出便秘，口干，舌红绛而干，脉弦小。此为心胃阴伤，心火未平，阳明传导失司，再拟前法。前方去瓜蒌、石斛、红花、石菖蒲、制大黄，加生大黄、枳实、蒲黄、郁金。

患者服后心绪宁，纳寐转佳，再予调理出院。心电图示心肌梗死恢复期，传导阻滞恢复。

此案属虚证，兼有阴结便秘，故以补虚为主，辅以通便。阳结通便之法，大家都心里有数，但对正气虚弱有阴结的心梗患者，通便会不会进一步耗伤正气？这一点大家都有疑问。根据张老的临床体会，只要辨证准确，阴结的给予阴结的治疗，阳结的给予阳结的治疗，没有出现不良后果。

大便秘结与正气不足相互影响。阴虚痰热便秘，便不通则痰热日盛，进一步伤阴；阳虚阴寒便秘，则进一步伤阳。因此，通便后反而有利于阴阳正气的恢复。所以，通便法用于心梗治疗，从临床实践来看，效果确实不错，正确使用有利于患者的康复。

心肌梗死时，养阴通便、温阳通便、养血通便这类方法都可以用，总之就是要将大便通下来。张老通便用大黄较多，为何选用大黄这味药呢？大黄能活血化瘀，又能通便。而且大黄有个特点，它与温热药配伍则温通，与寒凉药配伍则清热攻下。故附子大黄汤是温下，三物备急丸（大黄、附子、干姜、巴豆）是温下，与芒硝、枳实配伍是寒下。

最后，再简单谈一谈心肌梗死的病后调理。张老认为有以下两点。

第一，心肌梗死患者进入恢复期后，如果只有心悸而没有胸闷、胸痛这些症状，提示患者为虚证，应以扶正为主，通法是次要的，甚至可以不用。若心悸的同时有胸闷、胸痛的症状，治疗宜扶正兼顾祛邪。

第二，心肌梗死过了急性期，病情转入缓和后，治疗也应该缓图。具体治疗原则为"宜温阳通阳而不补阳"，不是用大队的补阳药，而是用温阳而又通阳的药；"宜益气而不滞气"，选择益气药的时候应注意防止滞气；"宜养阴而不宜滋阴"，要用甘寒、甘凉类的养阴药，不宜过于滋腻；"宜行血而不宜破血，宜行气而不宜破气，宜化痰而不宜泄痰，宜散寒而不宜逐寒"。可见，张老在阴阳、气血、痰瘀等方面都贯彻了"扶正补虚不碍邪，祛邪通脉不伤正"的思想。

张老至耄耋之年，仍在不断学习，寻求临床上的突破。近几年，我们发现张老治疗杂病时用《千金方》的法子越来越多，如寒温并用、攻补兼施、升降同用、补泻同施、通涩并用等。张老曾讲过，他20世纪60年代看到过上海市中医文献馆方行维老先生的一个方子，以附子与龙胆草同用治高血压。当时张老不理解，向方老先生请教。方老没具体讲，只是说"附子和龙胆草同用相辅相成"。张老早年也读过《千金方》，但他不能理解方老的意思。因为《千金方》中有一些方剂组成是这样的：一边用附子、乌头、干姜、细辛、桂枝等大热之品；一边用犀角、羚羊角、黄连、黄柏、黄芩、石膏等大寒之品。张老年轻时对此不解，以为《千金方》乃"偏书"，故认为方老以附子与龙胆草同用乃"无师传授，乱开方子"。

但在近几年，张老临床上遇到的疑难杂症越来越多。他发现寒热虚实错杂的病证大量存在，给予患者常用的方子效果并不明显。对此，张老百思不得其解，就再次看《千金方》。此时，他经过临床历练，阅历增加，再读《千金方》有了另一番感受。他认为《千金方》医学理论虽然不多，但是方证记录朴实可信，上下、表里、寒热、补泻、通涩药物同用，用心良苦，奥理自在其中。这个时候，他对疾病有了更深的认识。他认识到所谓疑难杂症，就是病机错综复杂，头绪众多，并不是一方一法所能应付的疾病。所以，张老常说："杂病杂症的施治要效法《千金》。"

这里举一个例子。有一位姓史的患者，男性，52岁，是黑龙江省牡丹江地区来的。患者有脑震荡史，从1960年起嗜睡与不眠交替出现，症状逐年加重。近四五年，他一睡就是三四十天不醒，饮食、大小便都要家属照料，且可以边吃边睡，喂食能吞咽，有时大小便有自遗的情况。醒过来的过程中，他蒙蒙眬眬，好像不能一下子完全清醒，持续四五天至一个星期，接下来就是日夜不眠，不想睡觉，大概一个星期后又逐步精神萎靡，四五天至一个星期后，再次进入持续睡眠，如此反复交替。患者腰酸怕冷，神倦迟钝，手足逆冷，面色晦暗，大便干结，排便困难，舌苔白腻，脉沉细而濡。第一次看病时，摸着脉他就睡着了。他曾经去过北京，首都的医院也去了，诊断尚不明确。根据患者的症状，张老投以涤痰、镇潜、宁神的药物，方用涤痰汤、礞石滚痰丸等。服用7剂后，患者神倦嗜睡的现象略有好转，便艰稍感顺畅，但是依然手足逆冷，面色晦暗，脉舌如前。经过反复斟酌，张老认为此患者病机复杂，一方面肾阳不振、阴霾弥漫，另一方面痰热内阻、瘀凝气结，治疗应标本兼顾，于是改投温振肾阳、清化痰热、理气化瘀等法。所用方如下：附子、桂枝、茯苓、天南星、半夏、石菖蒲、陈皮、当归、桃仁、川芎，全鹿丸、礞石滚痰丸。这里为什么用桂枝而不用肉桂呢？是因为桂枝温经而走，肉桂温肾而守，此案例更适合用温经而走的药物。服药2剂后，患者即可自行起床，无烦躁狂乱症状，精神亦渐爽朗，神情如常，四肢转温，舌苔白腻转润，舌暗转淡红、边紫，脉沉弦小。此乃肾阳不振有恢复之机，痰热瘀虽化未尽。前方有效，继续温肾阳以治本，化痰瘀以治标。在原方基础上去桃仁、川芎，加红花。患者服药后症状逐渐消失，体力日渐好转，前方加减服用共30余剂，痊愈出院。

此患者迭经中西医诊治，诊断始终未明。初期，患者在北京较多使用养心安神、镇潜清热之剂，西药用镇静药、兴奋药交替使用，均无效果，病情日重。张老抓住嗜睡这个主症，认为烦躁不眠是为嗜睡做准备，以此辨证，投以温补、清化、祛瘀方剂，标本兼顾，攻补寒热同用而取效。肾阳得到温补后逐渐振奋，痰热得到泄化后逐渐清除，多年的痼疾得以痊愈。所以，张老认为："治疗疑难杂症时，方不嫌杂，但必须乱中有序，杂而不乱。"

纵观张老学术思想的发展，发现他立足于临床，阅读诸家之见，但又不被成说约束，能够结合自己的心得体会来阐发己见，发展中医学说。当然就每一个病来讲，张老均有独到的见解。今天由于时间关系，不能一一介绍，仅就张老的学术特点、经验和有关的诊治思路，介绍一二。这个讲座不一定能全面展现张老的学术思想，也可能存在理解的错误，请大家斧正。

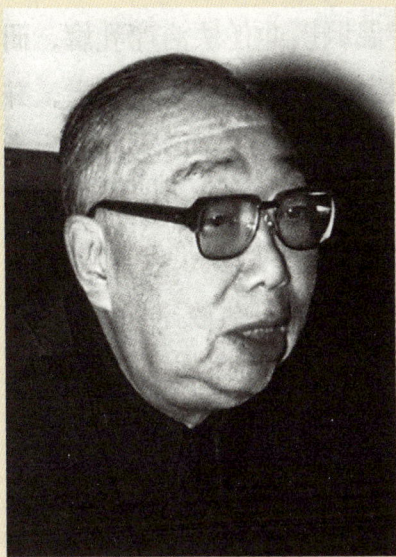

顾伯华简介

　　顾伯华（1916—1993），字铭章，上海市人。出身于世代业医之家，自幼随父顾筱岩习医。1936年毕业于私立上海中医学院，随即设诊所于上海。1952年到上海市公费医疗第五门诊部工作。历任上海中医学院专家委员会副主任委员、上海中医学院中医外科教研室主任、上海中医学院附属曙光医院中医外科主任、上海中医学院附属龙华医院中医外科主任、上海中医学会外科分会副主任委员、中华医学会上海分会外科学会副主任委员、中华医学会理事、中华中医药学会副理事长、中华中医药学会外科分会主任委员，第五届、第六届、第七届全国政协委员等职，享受国务院政府特殊津贴。1978年晋升为教授，1979年被选为全国中华中医学会理事。曾荣获"上海市劳动模范"、卫生部"全国卫生系统建设文明先进工作者"称号。

　　顾伯华是顾氏外科最杰出的继承者和发展者，又是现代中医外科学的奠基人与开拓者。顾伯华悉心钻研中医理论，结合临床实践并加以融会贯通，有所发展和创新，继承和发扬了顾氏外科的独特学术观点和临证经验，对疮疡、皮肤病、肛门病、乳腺病、血管病及急腹症等具有丰富的临床经验。他对外科常用成药进行了改革。如他把小金丹改成小金片；醒消丸改为新消片；云神丸改为解毒消炎丸，又改为六应丸；创立新药清解片、复黄片、痔宁等。他先后主编我国第一部中医学院外科统编教材《中医外科学》及《中医外科临床手册》《外科经验选》《中医外科学讲义》《中国外科学中级讲义》，以及在中医外科学术界颇具影响的近100万字的《实用中医外科学》等著作。顾伯华创制的红新片获上海市重大科技成果奖（1977），"浆细胞性乳腺炎形成瘘管的治疗"获卫生部重大科技成果奖甲级奖（1986）。

中医外科外治法

内容提要

　　本讲介绍了中医外科外治法中的脓肿引流手术，包括脓肿引流手术的适应证、引流时机的把握、手术方法、注意事项、中医脓肿引流手术的优点、对出血的处理；简要介绍了药线引流、棉垫法等其他外用法，以及提脓祛腐药、生肌收口药等常用的外用药物。

　　同志们，今天我介绍一下中医外科外治法，主要包括脓肿切开、引流等手术内容；其他内容，如挂线、瘘管切开、内痔结扎等，以后在各个具体的病中再介绍。

一、脓肿引流术的适应证

　　先介绍脓肿的切开。脓肿的切开就是在脓肿的皮肤上切开一个口，使脓液排出来，从而达到疮疡脓毒排泄、肿消痛止的目的；同时，还可以防止感染扩散，防止脓毒、脓血、细菌积聚在内，侵害内部健康的组织。如果不切开引流，任由脓肿恶化，会影响经脉、骨骼，甚至会穿通脏腑，导致内部组织腐烂。这就是讲义所说的：切开引流可以减少组织坏死，防止糜烂和坏血症及并发症的发生。如果不及时切开引流，可以造成糜烂、坏死，甚至危及生命，一定程度上还会延长疾病的病程。因为脓肿范围越大，后期愈合越慢。

　　脓肿切开引流的适应证包括阴证和阳证。如果确实已经成脓，或者溃疡疮口太小，引流不通畅，都可以使用切开引流的方法。这个观点于中医、西医是一样的，凡是已经成脓的，都可以切开排脓。

　　在施行切开排脓之前，首先应当辨明脓的成熟程度，也就是要正确把握切开排脓的时机。所谓准确掌握有利时机，不仅指已经形成脓，还需脓液完全成熟。中医认为，如果疮疡脓肿还没有熟的时候过早切开，只会损耗气血，反使脓难以成熟。因此，中医不主张过早切开，而是认为选择有利的时机很重要。比如，脸上的疔疮，里面稍微有一点脓，患者就会很痛，说："医生，我痛得吃不消了。"他就会想让你切开。但我们观察后发现，实际上局部的脓水还没有到熟的时候，若过早切开，容易造成疔疮反旺，导致败血症。因为脸上的血管比较丰富，切开脓肿时，丰富的毛细血管也被切开了，脓头的毒素容易进入毛细血管，造成血液感染，所以要特别注意。又如，手指上的疔疮，由于手指组织紧密，加些压力就会压迫神经，疼痛异常。手指上的痛叫"十指连心痛"，痛起来是很厉害的。有的医生听到患者喊痛，急忙帮他开刀，切开时手指的肉都翻出来了。这种情况也不应该过早开刀。中医有句俗语："钉头碰铁头，碰不得的。"这就是说疔疮这类病，应等到稍微成熟些再切开。医生一定要坚持治疗原则，不应勉强开刀，但也不要等到脓过熟，要掌握有利的时机。还有急性乳腺炎，中医称为乳痈。老人认为喂奶时吹到风了，会形成乳痈。若乳痈化脓，也要选脓熟时切开。乳房的结构有点像橘子，由多个囊腔组成，脓液成熟后囊腔就相通了，切开一刀就能排净脓液。患者会很满意。如果脓液未成熟时切开，可能导致部分脓液未排净，将来还要再开一刀。开一刀，患者满意；开两刀，患者就不满意了。

切开时还要注意：脓过于熟，不切开会腐烂，影响伤口愈合。脓熟以后，不切开，脓不容易外透出来，就会向四周蔓延，脓腔会很大。这时切一个小的切口是难以愈合的，可能需要重新切开。这类脓肿要十字形切开，切口会很大，比较麻烦。

对脓肿，我们切开前要仔细检查，寻找脓点。什么叫脓点？一个圆的脓肿，按下去的时候有一个地方是最薄、最软的，这个点就是下刀的地方，就是脓点。这是浅部脓肿。深部脓肿不容易摸到，但是也要尽量在比较软、比较薄的地方下刀，这样容易切到脓。如果从硬的地方切开，是切不到脓的。患者会说："医生，我吃了一刀，怎么脓不出来？"患者会不开心，医生也没尽到责任。所以，医生在术前一定要仔细、反复地检查，确定了以后才能开刀。

二、脓肿引流术时机的选择

我们还要掌握切开的时机。前面讲到化脓，大约过多长时间成脓？如何能知晓脓的生或熟？一般来说，脓熟开刀，是指成脓大概十分之七的情况。这一点难以用语言准确描述，需实践经验的积累，一段时间以后就会有经验和体会了，能估计出这脓大概是比较成熟了。切开这样的疮口，肿痛会消退得很快。如果有发热的情况，开刀后热度马上就会消退，病就好了。换言之，如果脓只有十分之一到十分之三的程度，脓比较生的话，开了刀也不容易好，开刀之后热度不退，仍旧肿痛。为什么热度不退？因为脓还没成熟，其他地方还在化脓。所以，脓太生时开刀，往往热度是不退的，肿痛也不能减轻，体温一时也不能恢复正常。所以，我们要注意，不能在脓太生的时候切开。比如，刚才介绍的脸上的疔疮，手指上的疔疮，一定要等脓成熟。所谓的熟，是指成脓至十分之七的样子，才能切开。

然而，也存在一类情况，我们需要"生开"，这就是肛门周围的脓肿。因为肛门周围皮肤和肌肉较为疏松，有了脓很快就会扩散开。这类脓肿即使不向外扩散，也会像头皮上的热疔头那样蔓延，如果范围大的话就麻烦了。所以一遇到肛门有脓，我们要及早开刀。肛门脓肿会形成瘘管，手术一定要切开瘘管。由于肛门痛大部分都会化脓，即使暂时不太痛，后期还是会化脓。还有种情况，肛门痛拖延不切，脓会从肛门里流出来。这种时候医生再要开瘘管，就麻烦了。瘘管从外部向肛门内切开较为容易，但从肛门往外开，中医叫盲瘘管，形成盲瘘管再开刀，会非常麻烦。治疗痔疮的医生看到盲瘘管都会头疼。因为洞在里边，钩子要从里面钩出来，非常难操作。因为肛门检查时医生看不见内部的瘘管，等到医生能看见了，再要将钩子放进去就不方便了。所以，我们主张：对于肛痛，一定要早开。

对于阴证，如中医的流痰，就是淋巴结核类的病，要在脓比较熟的时候开刀，待到脓十分之八到十分之九成熟时再开。手术之前，要对脓的成熟程度心中有数，另外，要选择切开的方向，估计切口的大小、进刀的深浅度。这些因素在手术之前要心中有数，都是要注意的。

三、脓肿引流术的方法

当决定要开刀时，需先进行皮肤消毒和局部麻醉，这部分内容在外科手术书上有介绍。手术一般以右手持刀，右手拇指和食指夹住刀片以控制进刀深度，其余三指把住刀柄，并将刀柄末端顶在鱼际上⅓处，而后对准切口部位，便可手术了。左手拇指、食指协助操作，按压皮肤两侧并施加压力，这样比较容易切开。切开后，再加压把脓挤出来。要注意，进刀时刀锋一般向上（刀口向上），在脓点（脓腔最薄的地方）切开，要找准脓点的位置，向内直刺，深入脓腔即止。但对于深部脓肿，脓点不易定位，需术前反复用手指检查，找到最薄弱处切开。有时，患者平躺时脓液会摊开，难以触及，遇到这类情况，要叫患者站起来。假如是大腿后侧的脓肿，可以要求患者蹲下去。脓似水，易下沉，站着就容易查出来。进刀深入脓腔后，如果希望切口较大，要向上或向下延伸，刀锋朝上延伸或刀口反过来往下延伸。假如希望切口小一点的话，一挑就可以了，不要向上或向下延伸。脓疮小，切口就开小一点，也就是戳进去后挑一挑，马上退出来。中医认为，切口的大小以达到脓流通畅，不加按压和挤兑，脓能自然流出为标准。但是在讲义中，这一点说得不太好。我们有的时候会用小镊子钳沿脓管壁插进去，然后撑开。如此，脓没有阻碍就流出来了。镊子钳是钝性器材，不会损伤血管和神经，插进去后撑开可以使脓流通畅。另外，我们并不是要求一次性将脓全部排清，一般脓排出十分之八九就可以了，不需要一次将其都挤出来。

四、脓肿引流术的注意事项

切开排脓的手术应该注意下面几点。

第一点，切口的位置。《备急千金要方》说："破痈口，当令上留三分，近下一分针之。"脓腔低位引流最重要，因为积脓后就难以收口了。所以，切口的位置应遵循低位引流的原则：在脓腔上留三分，近下一分处切开。

第二点，切开的方向。中医规定，疮疡形成脓肿后应循经切开。血管经脉是纵向一条一条的，不能横断切开，以免损伤血络。应该纵向切开，与四肢的皮肤纹理平行。但是，颈部、腋部、腘部等位置，就不是走皮纹切开了，还是用纵切口。头颈上皮肤的纹路是横向的，但脓肿还是要纵向切开。纵向切开头颈的脓肿，有优点：我们经常有低头的动作，如果用横切口，头低下来时切口会像鱼嘴那样闭合起来，脓就不能顺畅流出了；而纵向开的话，即使低头，脓还是能顺畅流出的。所以，颈部纵着开好得快，开刀后一般 7～10 天就能收口了。所以，我们主张某些部位不一定要依皮纹开，在颈部、腘部、腋部都要纵向开。

我们要注意开刀时刀口一定要向上。比如，在患者腋下开刀，开刀过程中如果患者感到痛的话，他不会蹲在地上，而是会突然站起来。如果刀锋向下，患者一跳起来，刀顺势就切下来了，虽然切得不一定很深，但很麻烦。这情况我在年轻时遇到过。患者会说："医生，刀口怎么开这么大？"其实是他自己闯的祸。还有的时候，患者会往后缩，原本医生的左手是帮助切开时绷紧皮肤的。因为刀口朝下，患者一缩躲开了，你的手仍在原处，刀将自己切伤了。这些事项，在临床实践时就有体会了，所以开刀时刀锋一定要朝上。

乳房部位的脓肿一定要注意切开的方向，要采用放射形切开。因为乳房的淋巴血管是很丰富的，放射形切开不容易损伤乳腺管。另外，要避开乳房的静脉血管，否则会大出血。若遇到出血的情况，要马上采用局部加压的方法。若患者还在喂奶，就麻烦了，要嘱咐患者暂停哺乳，改用人工喂养，以利疮口愈合。

面部的脓肿最好依皮肤的纹路开。因为面部手术会影响美观，尽可能依照皮肤的纹路开刀比较好。手指上的脓肿从侧边开，以免日常活动摩擦伤口或损伤神经血管，导致疼痛，令患者非常不舒服。所以，手指上一定要在侧边开。关节部位应该用横切口，避免影响屈伸功能。眼皮上的脓肿，外科临床中常常遇到。眼皮也一定要横着开，这非常重要。如果竖着开刀的话，之后结疤成了"吊眼皮"，这医生会被患者骂一辈子。中医开刀多数都是用纵切口，横断的切口很少。除了眼睛、关节这些地方，很少采用横断切法。

第三点，切口的大小。切口大小应根据脓肿的范围、深浅决定。从讲义上看，脓肿范围大、皮肉厚、脓腔深的，为了使其脓能引流通畅，所以切口要开得大一些；脓肿范围小、皮肉薄、脓腔浅的，切口可以开得小一些，但一定要保证在不加压、不挤脓的状态下也能引流通畅。切口大小要适中，不要在应该开小切口时却开大了，也不要在应该开大切口时却开小了，这样都不对。比如，淋巴结结核、栗子颈（瘰疬，颈部淋巴结核），还有一种皮肤囊肿（俗名叫豆腐渣瘤），它们继发感染时，如果切口开得小，脓就会排出不彻底，淋巴结结核的干酪样坏死也就治疗不彻底。因此，这类情况一定要将疮口开得大，要十字形切开，充分暴露疮口，病就会好得快。

在切口方面比较，中医与西医虽然同样要求切口足够大，以不大不小最为合适，但是中医的切口往往比西医的切口小。想要切口开得小，一定要深思熟虑，因为过小会造成引流不畅，导致病情反复。中医切口小是有原因的，为何中医能治好病呢？有三点。第一，与西医比，中医切开的脓肿更熟一些。中医认为太生的脓肿不宜切开，因此选择熟一些的脓肿切开。第二，中医有升丹等药，可用来提脓祛腐。这种药物在提脓祛腐方面效果很好，不论疮口大小都可以使用。尽管中医切口比西医小，用升丹以后一样能将脓引流干净。第三，中医有药线。后面会提及，药线是一根像绳子一样的治疗用具，可以黏附上各种药粉，置于创口内，可以促进引流通畅。所以，我们中医的这三个优点，可以使组织破坏少、伤口愈合快。这就是中医外科的特点。许多患者遇到小的外科病，喜欢找中医看，这正是中医的优势与特色所在。

一般原则上，所谓的切口的大小，恰到好处就可以了，不一定要开得太大，主要目的是治好病，开得太大没有意义。像阑尾炎，有的切口开得小，有的开得大。切口大，手术虽然容易做，但将来腹部瘢痕会很大。但在某些阑尾炎病例中，稍加操作即可摘除病变组织，这种就要开得小一点。所以，对于开刀切口的大小，医生的经验是很重要的。中医的优点是开刀切口小，为什么能够小呢？因为有药线引流，脓比较成熟时切开。这是中医的独到之处。西医学习中医的研究班总结了这一点，可见中医外科治疗有可取之处。

第四点，切开的深浅。切口的深浅取决于皮肤之下脓肿的深浅。浅部脓肿的皮肤看上去较薄；脓腔深的皮肤看上去较厚。细分起来，头部、颈部、胁肋、腹部、手指等部位比较浅，切口要浅开；四肢部位，如大腿、上臂，肌肉厚的地方，往往可以开得比较深一些。总的来说，切开的深浅，应视情况而异，以流脓为标准。脓腔深而浅开，脓就不易流出，仅仅疮口上出些血。脓腔浅而深开，里面的脓虽然出来了，但是正常组织也会遭到损伤。这是因为开得太深，刀锋伤及正常组织，且刀头沾染了脓腔里的细菌，又划到深部的正常组织上，使感染更加深入。那么如何知道脓腔的深或浅呢？医生是有经验的：在脓腔部位开刀，刚进刀时感觉到有抵抗力，需要用力进刀；感觉到刀下有空虚感，没有抵抗时，说明已经达到了脓腔内部，这时就不能再用力进刀了，只要在皮肤上划一个切口，不要在里面搅动，不然血管会损伤，神经会损伤，肌肉组织会感染。对于较大的脓肿，前面讲过是用镊子钳将疮口撑开，这样脓就能排出来了。总之，就是要使脓流出通畅，不能妨碍它。我的体会是，动手术的人应该注意经常磨一磨手术刀，要保持刀锋的锋利，还应该注意刀进入皮肤以后手下的感觉。刚才讲到，刀到达脓腔后不可再深入，这一点医生自己经过几次手术后就有体会了。进刀的深浅，医生心中也要有数。通过手术前的检查，就会对切开的浅深，有一定把握了。下刀划开后，凭借触摸可知：皮肤厚、脓腔深的，那就进刀深一些；皮肤薄、摸上去软的，是浅部脓肿，进刀浅一些。

五、脓肿引流术中出血的处理

关于出血的处理，讲义上有介绍。一般少量的出血属于静脉出血，血色深。动脉出血是活动性的，像射箭一样喷射出来，血色鲜红。一般少量的出血可以加压止血，在出血点的下游加压按压。将讲义上的桃花散，或者肾上腺素等收缩血管的药，洒在棉花球上，再加压，总能止住血的。乳房上的静脉血管比较粗，出血比较多，但它不是动脉而是静脉，出血只是流速快一点，这时候用棉花压紧此处，一般都能止住血，不用慌张。

桃花散

组成：好石灰（用纱净筛）300g，大黄（15g，锉碎，水浸透，取汁）150mL，清油30mL。

功用：止血消瘀。

若活动性出血，讲义上说用烧灼法。但当血喷出来时，烧灼法不太有效，特别是使用电器和机械设备时，不太容易止血。讲义上面写的"用电烙铁"，即用一根类似铁棒的东西，烧红止血。这个东西患者看见会很害怕的。所以，最好用西医学的方法：用弯形的缝针穿过断掉血管的下面，进行结扎，打结扎紧后血就止住了。对于活动性出血，最好依照西医学介绍的结扎方法，以确保止血效果。

需要特别注意的是，应避免挤压。用力挤压脓液是最不好的，是西医、中医都反对的。鼻子上、口唇上的脓腔，确认后早切开是重要的。我们在操作过程中，要严格消毒，操作不能粗暴，要避免患者出血、感染或发生休克。有的患者非常胆小，即使是切开很小的脓肿，甚至仅是看到旁边有人开刀，他也会昏倒，甚至休克。我们有常规的处理办法。凡是接受脓肿切开的患者，术后一定要让他坐一会儿，坐上十几分钟再走。假如在门诊开刀，开刀后医生对患者说"好了，你可以回去了"，患者走到半途，或在楼梯上，突然摔伤，责任就在医生了。所以，开刀以后一定要让患者休息一刻钟或十分钟。因为异常休克的情况是存在的，胆小的人看见手术会休克。

六、刀晕的防治

下面讲刀晕的防治。刀晕即休克。中医切开引流，出现刀晕的比较少，当然也不是没有。刀晕休克是轻度休克。患者休克的主要表现是血压降低，收缩压在90mmHg以下，称为低血压。有些患者血压会无法测量，这种情况较为严重。不过一般脓肿切开引流的晕厥是比较轻的。

中医开刀不像西医那样开大刀，比如，腹腔手术。西医术前会告知患者要禁食，而中医开刀引流，首先要告知患者不能太饿，太饿要晕厥。此外，是睡眠，前夜睡眠要好，解释工作也要做好。如果脓肿比较大，开刀后要卧床休息。如果碰到患者昏厥，可以针灸治疗。我们经常用内关穴，穴位在手腕上，左右两侧强刺激，患者很快就会醒过来，还要注意保暖、止痛，让患者平躺休息。

七、其他外治法

因为时间有限，先简要提及药线引流。前面提到，中医的药线引流比西医的方法好。西医塞纱布、换纱布、橡胶管引流，都会带来疼痛。中医的药线引流，创口小，可以提脓去腐，使脓流得比较通畅，容易流出。西医用纱布塞紧后，脓不容易流出来。所以，药线是中医外科的一大特色。比如，对于生疮，若是拼命用纱布塞住，就会脓流不畅；如果把中医的药线放在脓腔里面，脓就会流出来。所以，使用药线是很重要的。

下面介绍提脓祛腐药。提脓祛腐药主要是汞制剂。汞制剂的药有九一丹和八二丹。九一丹和八二丹用于治阳证。它们适用于溃疡、瘘管流脓未净。

九一丹

组成：石膏（煅）2.7g，升丹 0.3g（或白降丹 0.3g）。

制法：研为极细末，掺于疮面，或制成药线插入疮口或瘘管。

功用：提脓祛腐。

八二丹

组成：熟石膏 24g，升丹 6g。

制法：研为极细末，掺于疮面，或制成药线插入疮中，外用膏药或油膏盖贴。

功用：提脓祛腐。

此外，还有七三丹、五五丹。这些适用于阴证，可以治结核菌。另外，大肠杆菌感染也可用七三丹、五五丹。总之，这类药物可治流痰、附骨疽、瘰疬、有头疽、骨髓炎等，以及溃后腐肉难脱、脓水不净等。

对于慢性化脓性骨髓炎，因腐物不容易排除且疮口小，可以用五五丹或七三丹。还有，西医的腹部手术后，若发生了腹部感染，伤口不收，有线头异物，我们也是用提脓祛腐效力强的药。使用之后，局部的腐肉脱落，线头也可以自行脱落，就容易收口了。所以，这类情况可以用七三丹或五五丹。

七三丹

组成：熟石膏 21g，升丹 9g。

制法：共研为细末，掺于疮面，或制成药线插入疮中，外用膏药或油膏盖贴。

功用：提脓祛腐。

五五丹

组成：熟石膏 15g，升丹 15g。

制法：共研为细末，掺于疮面，或制成药线插入疮中，外用膏药或油膏盖贴。

功用：提脓祛腐。

腐蚀药在临床上使用较少。讲义中介绍了一点，可使用白降丹腐蚀栗子颈，涂抹此药后，栗子颈的毒就易于拔除了。

白降丹

组成：朱砂、雄黄各 6g，水银 30g，硼砂 15g，火硝、食盐、白矾、皂矾各 45g。

功用：化腐拔毒。

虽然这种方法疗效显著，但也要注意其适用范围。临床387例这类病例的穿刺显示，虽然淋巴结结核和慢性淋巴结炎可以用腐蚀的方法，有效率71.08%，但是387例中，有24例，占6.19%，是恶性肿瘤，5.94%是良性肿瘤。假如不穿刺而用腐蚀法，可能就会导致肿瘤恶化，导致患者出血，或者死亡。其实，此类病本身就有致死风险，但患者可能会误认为是医生用药腐蚀所致。所以，对于讲义中的腐蚀药，同学们在临床中要注意，没有把握就不要用。因为采用此法治疗的疾病中，恶性病例占比多于10%。我们临床上，十个人中有一个人出了问题就会很麻烦，所以要多注意。

生肌收口药中，常用生肌散。生肌散在阴证、阳证中都适用，是我们自己制作改良的配方。其他的生肌药中，汞的成分比较多，杀菌作用比较强。

生肌散

组成：辰砂6g，血竭6g，海螵蛸9g，川贝母9g，轻粉6g，冰片1.5g，龙骨9g，寒水石（煅）15g。

制法：上为细末，掺于患处。

功用：生肌收口。

临床中，我们发现重用冰片会刺激疮面，导致疼痛，所以我们改良的生肌散，每贴药中只用1.5g冰片，对疮口的刺激小，患者容易接受。因此，同学们将来临证时，对于生肌收口药宜用生肌散，而非八宝丹等。八宝丹之类的药里含有珠粉，其实没有必要用珍珠粉，很浪费，何必用这个？

八宝丹

组成：珍珠［布包，入豆腐内煮一伏时（24小时），研细］、象皮、琥珀、龙骨、轻粉各4.5g，牛黄1.5g，冰片0.9g，炉甘石9g。

制法：上药共研极细，每用少许，掺于疮面，上以膏药或油膏盖贴。

功用：生肌敛疮。

最后一点，讲垫棉法。对于溃疡脓出不畅或有袋脓的情况，中医采用垫棉加压法，促使袋内脓液排出，并通过加压减少积液。临床上运用此法，常可避免扩疮手术。否则，可能需要在疮口下方再扩展或切开。因此，对于脓疮窦瘘，就是创口周围皮肤下都是空腔，加压可使皮肤与新肉黏合。这一方法也是中医的特色，通过垫棉加压，容易使皮肤和肉黏合起来。

当然，中医在包扎方面也有多种方法。像头颈部用四头带包扎。胳膊下用三角巾包扎。肚皮上的空腔用多头带。实习时能见到，多头带能使腹部缩紧，减少腹部压力，创口容易愈合。会阴部有空腔的话，用丁字带束紧。凡是肢节空软的地方，比如，胳膊弯里，或膝盖内侧、腹部、会阴部的地方，都要压紧，压紧之后疮口才能愈合。加压法要连续使用，使皮肉黏合，就达到治疗的目的了。如果不连续加压，病情就会反复。因为空腔容易滋生细菌导致感染。所以，当遇到空腔时，一定要加压，一定要缚得紧实。中医对这类加压带的使用是很讲究的。

今天的讲座大概就讲到此处，谢谢大家！再见！

讲座中的方剂，请大家记一下，如果有需要可以阅读原文。

桃花散：出自《活幼心书》。

九一丹：出自《医宗金鉴》。

八二丹：出自《中医外科外治法》。

七三丹：出自《中医外科外治法》。

五五丹：出自《中医外科外治法》。

白降丹：出自《医宗金鉴》。

生肌散：出自《外科方外奇方》。

八宝丹：出自《疡医大全》。

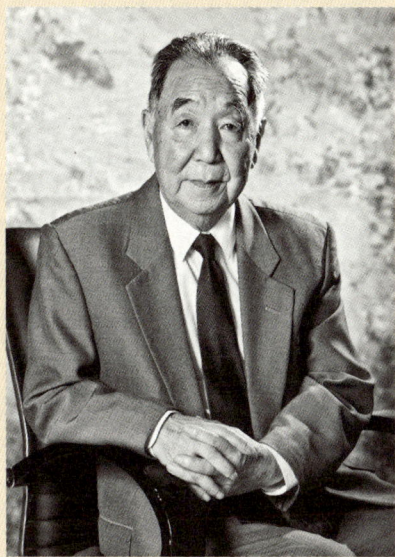

王大增简介

王大增（1924—2020），男，1924 年 6 月生于浙江鄞县（现浙江省宁波市鄞州区）。1949 年国立上海医学院医学本科毕业。毕业后，参加上海市第一届西医离职学习中医研究班，并获中央卫生部奖状和银质奖章。后随沪上著名中医妇科专家陈大年和中医内科专家夏仲方学习。1960 年开始，在上海中医学院附属龙华医院工作。曾任上海中医学院附属龙华医院妇科教授、主任医师、硕士研究生导师。1995 年，被评为首批上海市名中医，享受国务院政府特殊津贴。曾任上海市计划生育中医药避孕研究协作组临床研究组副组长，上海市天花粉协作组临床组组长，《中国中西医结合杂志》编委，上海市政协委员。曾获卫生部、上海市卫生局、上海市科委等多项奖状及奖章。早年参加中华人民共和国卫生部针灸代表团赴苏联讲学。1989 年赴美考察中草药天花粉治疗艾滋病的疗效。1993 年被聘为上海市第二届继承老中医药学术经验继承班指导老师。

王大增在妇科病诊治中强调重在治肝，推崇"女子以肝为先天"的理论；临床遣方用药常用四逆散、柴胡疏肝散、丹栀逍遥散、金铃子散等疏肝解郁、理气调血之方，并灵活加减应用；重视调理脾胃，认为凡经行之际当禁用苦寒辛散之药，倘脾胃失健，滋腻重浊之品亦当避用；常在滋阴养血方药中适当加以理气或助消化的药物，如陈皮、枳壳、山楂、神曲、砂仁、谷芽、麦芽、鸡内金、佛手之类，使补而不滞、滋而不腻，无碍胃之弊。

活血化瘀法在妇科疾病的应用

内容提要

本讲介绍了王大增对瘀血的认识，妇科常用活血化瘀药物，以及活血化瘀法在妇产科疾病的临床应用；重点论述了功能失调性子宫出血、痛经、子宫内膜异位症、宫外孕、盆腔炎、子宫肌瘤等病的活血化瘀疗法；强调临床运用活血化瘀法时，要辨证与辨病相结合，灵活运用活血化瘀法，非所有疾病都需全程使用活血化瘀法，某些疾病仅在特定阶段适用活血化瘀治疗。

今天我向大家汇报活血化瘀法在妇产科疾病中的临床应用。此前，已有老师详细讲解了活血化瘀法在心脏病治疗中的应用，今天我主要介绍其在妇产科方面的应用。

一、瘀血和血瘀证

活血化瘀法主要涉及气与血两个方面，气血运行不畅易致瘀阻，形成血瘀证。妇产科疾病的特点就是，女子以肝为先天，以血为本。所以，妇科病与血瘀证的关系更加密切，较其他科更加密切。妇科的经、带、胎、产都跟气血有关系，所以，与血瘀证的关系更加密切。

"瘀"字本来是有三点水的"淤"，说明水结起来叫淤，因为与疾病有关，所以三点水改成了病字头，写成"瘀"。那瘀是什么意思呢？《说文解字》中讲得很清楚，瘀就是"血积于中之病也"。血积在身体里，就是瘀。

瘀血有很多名称，很多书上都有。《灵枢》中有"恶血"，《伤寒论》称为"蓄血"，《金匮要略》提到产后腹痛的"干血"，《诸病源候论》中提出"留血""积血"，朱丹溪提到"死血"，张景岳提到"败血"，其他还有"老血""宿血"等。瘀血虽名称各异，但其本质就是离经之血。就是唐容川所讲的，"离经之血"即为瘀血。血离开经脉，留在身体里面而成瘀。

什么是离经之血？唐容川在《血证论》中进一步解释道："凡系离经之血，与营养周身之血，已睽绝而不合。"意思是，离经之血必须祛除，若留在体内，后患无穷。瘀血不能与好血共存，这种血是坏血，不仅对好血无益，反而会阻碍新血的生成。因此，治疗血证以祛瘀为要。这很重要。

此外，唐容川还提到，一般人认为只有出现血块才是瘀血，而清血、鲜血则不属于瘀血。对此，唐容川提出了自己的见解：无论是否有血块、血色是否发黑，只要血离开了经脉，无论其是否新鲜、有无血块，统统叫作离经之血。那么，瘀血的架构进了一步，即瘀血包括瘀血本身，也包括瘀血之证。唐容川在这一问题上的论述还是较为深入的。

对于血瘀问题，西医的看法主要包括两大部分：一是与血液循环相关的病理过程，二是微循环障碍。什么是微循环？它是人体血液循环的最基本单位，也是身体组织、器官在营养和功能联系方面的最基本单位。通常所说的微循环，是指肉眼看不见的细小血管，其直径约为 $100\mu m$，需借助显微镜才能观察到。微循环是身体各部位组织器官的基础单位。活血化瘀治法的主要作用，就是改善血液循环中的微循环。

现在临床对于血瘀的观察，主要用以下几个方法：一个是微循环方面的观察，做得比较多的是甲周的微循环，包括手指、脚趾，一般多观察手指；还有可以从眼结膜进行观察，眼睛里面可以看到毛细血管，这样微循环就看得出来了；还有从舌尖、舌头、口、唇部观察，这些部位属于黏膜，比较容易获得微循环信息。一般，我们观察甲周微循环比较多一些，但各类黏膜观察的意义相同，都是评估微循环的。

此外，还有血液循环方面的观察，主要采用阻抗式血流图。这种方法基于血流通过身体不同组织时产生的阻力变化，记录血流的搏动情况。阻抗式血流图在临床中应用较为广泛，如脑血流图、心血流图、肝血流图、肾血流图等，在妇科领域，还有盆腔血流图。

这种方法的好处就是没有损伤，患者也没什么痛苦，有利于反复监测，也有利于科研观察临床效果。不过也有缺点，特别是在妇科方面。由于盆腔血流图需要通过腹壁和盆腔内的多个组织（如肠系膜、肠道等），且受腹壁厚薄等因素影响，其可靠性相对较差。

总的来说，对血液循环的观察主要包括两个方面：一个是微循环观测，另一个是血液化验和血液流变的测定。对后者大家都是比较熟悉的，因为现在活血领域西医有专门的委员会，全国也开过几次会，这方面大家都做了很多工作。由于血液本身有流动性，还有变异性的特性，所以称其具有血液流变性。一般我们测定以下指标：血浆黏度、红血球（红细胞，下同）密度、血浆纤维蛋白、血沉等。如果有血瘀，血液的流动性和变异性会差，这是血瘀证的基础。所以我们可以通过测定血液本身的流动性、变异性的增减，来确定是否有血瘀证的存在。例如，若血浆黏度升高了，血很容易凝结，这就是有血瘀证的一个指标。

二、活血化瘀药物

关于活血化瘀，中医治疗方法很多，活血化瘀法是中医的主要治疗方法之一。现在发现这个方法可以用于治疗很多疾病，各科都可以用，特别是妇产科。我刚才讲过，因为女子有经、带、胎、产特异性的生理功能，所以与血瘀的关系更加密切。下面我们要回顾一下关于妇产科血瘀证的文献记载。最早，《素问·腹中论》提到治疗女子"不月"。"不月"就是闭经，月经不来，用乌贼骨芦茹丸。芦茹就是茜草，茜草就是活血化瘀的药物。这是目前中医文献中最早记载的治疗经闭的活血化瘀方。

《伤寒论》《金匮要略》里面记载更多。如治疗少腹急结，经脉瘀血内积的桃核承气汤、抵当汤。方中有大黄、桃仁、水蛭、虻虫，有草药，有虫药。虫类药多制成丸剂。丸者缓也，故多用于久病。一般用汤药短期内不解决问题的，需要用丸药长期治疗。所以《伤寒论》里面有抵当汤，也有抵当丸，根据病的深浅程度，新病用汤药，旧病用丸药。还有治疗产后腹痛，经水不利的下瘀血汤。其中，大黄、桃仁、䗪虫，都是活血化瘀的药物。还有治疗腹中血气刺痛的红蓝花酒。红蓝花酒就是红花酒，把红花浸在酒中，取汁服用。

大家都知道王清任的《医林改错》，书中有很多活血化瘀的处方，其中和妇产科关系尤为密切的是少腹逐瘀汤。因为少腹是肝经循行之处，所以与妇科疾病关系更密切。这个方子主要由三个部分组成：一类是活血化瘀药；一类是行气药；还有一类温通药，如干姜、小茴香、肉桂，都有温热通经之效。

《傅青主女科》也是一本很有名的妇科书籍。其中记载的生化汤主要用于产后祛瘀。现在这个方子用得比较多，一般妇产科医生都将这个方子作为常用方，产后或者流产以后都会用。"生化"，有祛瘀生新的含义。这是个非常有名的方子。

唐容川曰："邪气不去而补之，是关门逐贼；瘀血未除而补之，是助贼为殃。"此处唐容川将瘀血与邪气相提并论。中医强调扶正祛邪，所以对于瘀，也要扶正祛瘀的，因为瘀血在身体里面可以引起各种各样的病变，这是治疗瘀血的原则之一。

下面介绍妇产科中用活血化瘀方法治疗疾病的情况。实际上，妇产科许多疾病都可以采用活血化瘀法治疗。需要注意的是，并非所有疾病自始至终都可以使用活血化瘀法，有些疾病仅在特定阶段适用。因此，许多药物都可以根据病情灵活运用。下面，主要介绍几种常见的疾病，包括功能失调性子宫出血、痛经、子宫内膜异位症、宫外孕、盆腔炎、子宫肌瘤、不孕症等。这些疾病在临床中较为常见，且主要采用活血化瘀法治疗。下面将逐一进行介绍。

三、功能失调性子宫出血

功能失调性子宫出血，简称功血，这是大家熟知的，主要是性激素功能失调引起的月经不调，中医方面属"崩漏""月经过多"范畴。这个病一般分为两个方面。一个方面是无排卵性的功血。这个在青春期和更年期，就是月经的两头，二七阶段和七七阶段比较多见。为什么呢？主要因为：其一，卵巢开始发育阶段，肾气未充；其二，更年期，卵巢功能减退，年纪大了，要绝经了，所以肾气虚衰。这两个阶段往往出现无排卵的功血，按照一般的临床表现相当于中医学的崩漏。另一个方面是有排卵性的功血，多见于生育年龄阶段，与流产、内分泌紊乱、结扎等有关，还有一些和生育有关。每次生育，卵巢功能会发生改变，在恢复过程中可能出现黄体形成和退化功能障碍，导致月经过多。这就是有排卵性的功血。简而言之，分为这两种类型。

从中医辨证分型来看，功血的病因主要包括气虚（气虚不摄）、血热（血热妄行）、血瘀（瘀血不去，新血不得归经，出血不止）以及肾虚等。

对于这个病的治疗，临床上既要止血，又要调整周期，还要促排卵。例如，对于无排卵的功血，把排卵问题解决了，病就好了。我们的活血化瘀法主要用在止血、促排卵这两个阶段。

为什么会出现出血不止的情况呢？主要是因为体内存在瘀血。因此，我们通过活血化瘀的方法，以通为手段，达到止血的目的。中医的止血方法与西医有所不同：西医通常直接止血，而中医则不一定直接止血，而是通过间接的方法实现止血，祛瘀法就是其中之一。在促排卵方面，活血化瘀法也用得比较多。因为活血化瘀不仅能改善微循环功能，还能促进整体血液循环。当卵巢等局部器官的血液循环得到改善，血供好了以后，也能促进排卵。因此，活血化瘀法在促排卵方面也能发挥积极作用。

所以在这两个方面用活血化瘀也能取得比较好的效果。

下面我介绍一下治疗方面的情况。在止血方面，有研究主要根据中医学理论，瘀血不去，新血不得归经，认为祛瘀才能生新、引血归经。他们对 40 例出血患者，用活血化瘀的中草药方进行治疗，有效率达 85%。尤其是对于久瘀不治者，效果更为显著。这类患者通常表现为顽固性出血，出血量不多但持续时间较长。对于这种情况，我们亦常采用"通"的方法，往往能取得意想不到的效果。这说明止血并不一定要固护，固气摄血，相反，通过"通"的方法也能达到止血的目的。这是一个很好的例证。所用方剂的组成包括当归、赤芍、刘寄奴、香附、血竭、茜草、生大黄、五灵脂、益母草等，都是大家熟知的活血化瘀类药物。

下面是江西省第二人民医院的报道。他们拟定了一个药方，叫空子宫汤。通过方名，我们也可以理解：为什么出血不止呢？是因为子宫内有瘀血，导致出血无法停止，因此，要让子宫"空"，此处的"空"就是"通"的意思，通过活血化瘀、疏通的方法来达到止血的目的。该药方的组成包括丹参、牡丹皮、赤芍、桃仁、红花、炒蒲黄、花蕊石、益母草、三七、香附等药物。花蕊石在妇科中用得比较多，不仅可以用于治疗气管炎、咳嗽、咯血、肺出血，用在妇科领域效果也不错，具有化瘀止血的效果。他们共治疗了 39 例，都能够止血，平均止血时间为 4 天。因此，不要害怕"通"，不用担心使用"通"法会导致出血加重或时间延长。西医可能难以理解这一原理，为什么出血还要用"通"的方法。这是因为中医通过"通"来祛瘀，从而达到止血的目的。

讲义中这部分内容较为简略，我稍作补充。北京的一些中医采用活血化瘀、引血归经的方法来止血，共治疗了502例患者，所用药物包括丹参、赤芍、益母草、茜草、蒲黄、桃仁等，这些药差不多，都是活血化瘀的。从药理角度来看，这些药物能够提高子宫肌张力，能够促进子宫的收缩和子宫内膜的脱落。实际上，活血化瘀的中药起的作用是多方面的，总体上对止血都有好处，有助于止血，并能缩短出血时间。他们还有一个重要的临床体会，就是在出血的初级阶段不宜过早使用炭类止血药。这与传统中医的习惯是矛盾的。过去，老中医常使用炭类药物止血。但根据临床实践，炭类药物的使用时机很关键，不应过早使用炭类药物。例如，在月经初期出血时，应顺应月经的自然趋势，让经血正常排出；若在月经后期，血应该止而不止，那这时可以考虑是否要用炭，当然还要考虑还有没有瘀，如果还有瘀，我们要考虑祛瘀。一般情况下，如果有瘀，会有腹痛，这个判断标准很重要，不是看血块。

唐容川也认为，判断是否有血瘀，不是看有没有血块，而是要看肚子疼不疼。如果腹痛，说明子宫在收缩，内里有瘀血。这种不正常的强烈收缩容易引发疼痛，即"不通则痛"。因此，在月经初期，我们通常不急于止血，而是让经血自然排出。到了月经第五六天，接近结束时，若患者没有明显的腹痛或腹胀，才可以考虑使用止血药，如炭类药物。炭类药物不是不好用，而是不能使用太早。若在月经初期过早使用炭类药，可能导致经血排出不畅，使血瘀在里面，引起出血时间延长。

临床上，我们遇到过许多类似案例。例如，有些患者在月经初期因担心出血过多而使用凉血清热药，使用之后月经量是减少了，但经期却从7天延长至10天。这说明，若在经血应正常排出时强行止血，会导致血瘀内阻，延长月经时间。因此，治疗月经病时，要顺应自然规律，该通时通，该止时止。

接下来谈谈促排卵。北京的医院研究了促排卵与肾的相关，发现补肾可以促排卵。同时，他们还研究了补肾加活血化瘀的方法，发现其在促排卵方面效果更好。因为活血化瘀能改善血液循环和微循环，能促进排卵。江西的研究也支持这一观点。他们根据月经周期拟定了几张方——促卵泡汤、促黄体汤和促排卵汤。如果月经4个星期来1次，那她第2个星期就是排卵期，在这个时间就用促排卵汤。促排卵汤实际就是活血化瘀的方子，加一些补肾的药，并结合测基础体温。用药之后，我们可以看到有的女子体温升高了，体温升高就是排卵了。

北京的医院提供了两张方剂：一张是补肾方，另一张是活血补肾方。区别是后者在补肾药的基础上加入了赤芍、泽兰、益母草、刘寄奴、蒲黄、牛膝、鸡血藤等活血化瘀药。这个方促排卵效果更好。

江西的研究还发现，对于有血瘀的功血，原本患者四肢末梢微循环血瘀是很严重的，但用活血化瘀法治疗以后，血瘀改善了，四肢末梢微循环也会有很明显的改善。这说明活血化瘀可以改变血液流变性。

四、痛经

下面我再谈一谈痛经的治疗。痛经是妇科常见病，特别是没有结婚的女性，痛经的比较多。痛经分两类：一类是原发性痛经，就是没有明显诱因或病因无法查明；另一类是继发性痛经。继发性痛经往往有一个背景，通常由盆腔炎或子宫内膜异位症等疾病引起，临床表现为腹痛，存在明确的病理基础。

在痛经的治疗方面，中医认为痛经多与血瘀相关，总体以实证为主，多属寒证或气滞血瘀证。因此，治疗痛经的基本原则是温经，用性温的药物。如果有气滞，用理气的方法；如果有血瘀，用活血化瘀的方法。温经、理气、活血化瘀，对于大部分的痛经都有效。

关于痛经的辨证分型，中医按照虚实、寒热分类。通常将腹痛实寒归为实证，腹痛虚寒归为虚证。然而，临床上，大多数的痛经表现为虚寒，表现为小腹痛时，用手按在上面，或敷以热物，就会舒服一些。但是痛经不属于虚证，它属于实证，属于血瘀，我们用活血化瘀的方法有效。所以，对于没有什么诱因的痛经，一般用温经、理气、活血、化瘀的方法都有效。因为痛经是由子宫强烈收缩引起的，气血一直瘀滞在里面。如果没有瘀阻，规律性收缩不会引起疼痛。为什么会有不规律的收缩呢？是因为其中有气滞血瘀，又因为有寒凝，所以用温通，会有利于气血运行，用理气、活血、温经这样的方法效果比较好。

江西第二人民医院有一张药方——活血温经止痛汤。其组成是当归、川芎、红花、桃仁，加上益母草、五灵脂、蒲黄，以及吴茱萸、桂枝、细辛等温经的药物。

该方从月经前5天开始服用，直至月经结束。他们用此方治疗了17例严重的痛经患者，都达到了止痛的目的，都有效。这一治疗思路就是要温，要温通，要活血，通则不痛。

此外，开封的中医采用王清任的少腹逐瘀汤加减治疗痛经54例，有效率达90.8%，效果非常好。少腹逐瘀汤是温经活血止痛的药方，是大家都知道的名方。北京中医医院的医生则以当归、川芎、赤芍为基本方，加味治疗痛经17例，有效率达94.1%。这些药方是温经活血法的代表，有效率都非常高。此外，从血液流变学检测结果来看，中药在改善血液流变性方面也发挥了积极作用。

五、子宫内膜异位症

下面介绍子宫内膜异位症。现在，该病的发病率越来越高，但尚不能明确原因。因为子宫内膜应该在子宫腔的内壁，当月经来潮时，子宫内膜脱落，就形成了月经。所谓子宫内膜异位，就是子宫内膜进入子宫肌层，进入盆腔，进入卵巢，甚至进入其他脏器，这就叫异位。其临床表现主要是痛经，这种疼痛是进行性加重的，会越来越痛，疼痛程度越来越严重。此外，它还能引起不孕症，还可以导致组织粘连形成癥瘕，表现为包块形成，或者形成巧克力样囊肿。这就是子宫内膜异位症的基本情况。

是什么原因导致的呢？现在也没有明确答案。一般认为，其发病与人工流产手术可能有一定关系。此外，月经期间不注意个人卫生、食用冷饮等，引起子宫异常收缩，导致经血逆流，经血从宫腔经输卵管流入盆腔，在盆腔器官表面种植，从而引起子宫内膜异位症。其中，卵巢是子宫内膜异位症最常见的发病部位，异位内膜最容易种植在卵巢，引起周期性出血和腹痛。随着病情的发展，形成了类似巧克力颜色的陈旧性积血，这就是巧克力囊肿。这种囊肿可以长得很大。另外，盆腔腹膜和子宫骶韧带也是子宫内膜异位症的常见部位。因为直肠子宫陷凹是盆腔最低处，经血容易在此处停留，导致盆腔腹膜和子宫骶韧带出现小结节增生，形成异位病灶。还有一种情况是子宫腺肌症，异位内膜直接从子宫内壁浸润生长，形成子宫腺肌瘤。子宫内膜异位症可发生于多个部位，其发病率越来越高，一般而言是2%～16%，但实际发病率可能更高。临床上，我们也发现许多患者并无明显疼痛的症状。

从中医角度分析，这个病疼比不疼好。因为疼表明机体气血运行尚通畅，与病灶仍存在联系，而不疼则提示气血运行的通路断了，在这种情况下血管就不会产生疼痛感了。这种病的治疗确实比较麻烦。

子宫内膜异位症的主要临床表现是痛经，但并非所有病例都如此。我刚才提到，有些子宫内膜异位症患者并没有疼痛症状，往往是在手术后的病理检查中才得以确诊。这种情况是少数，多数患者仍以痛经为主要表现，这是由于存在血瘀。因为异位的内膜组织在子宫肌层、卵巢等部位也会发生周期性出血，血液积聚在局部形成血瘀，引起化学性刺激，会导致胀痛和炎症，炎症会引发粘连，使子宫、卵巢、输卵管和肠道等器官粘连在一起，形成包块。这种情况进一步加重了气血瘀滞，气滞和血瘀两者相互作用，导致疼痛和胀满交替出现，形成"痛了胀、胀了痛"的恶性循环，症状持续加重。此外，粘连还会导致输卵管和子宫位置改变、输卵管阻塞等问题，从而引发不孕症。临床上常见因不孕就诊的患者，经检查发现患有子宫内膜异位症，就是这种情况。

子宫内膜异位症的中医病因，主要从以下几个方面阐述。首先，情志不舒、肝气郁结可导致气滞血瘀，这是情志因素所致。现在大家越来越体会到精神因素对疾病发生发展的影响，七情对疾病的发病及疾病变化影响很大。七情致病似乎很抽象，但在妇科方面表现得尤其明显。因为，七情与女子的生理功能密切相关，容易引起气滞血瘀。此外，经产、流产也是重要因素。刚才我们讲了人工流产，吸宫管的负压作用可能将子宫内膜组织逆向推入宫腔，经输卵管倒流至盆腔，这方面也有关系。因此，从中医辨证角度来看，这些因素共同导致了子宫内膜异位症的发生。

上虞妇产科治疗了156例子宫内膜异位症患者，总有效率为82.05%。此处的"有效"是指服药后疼痛症状有所缓解或减轻。他们用了一个基本方，三棱、莪术、附子、当归、蒲黄、五灵脂，化瘀消癥。其中，三棱、莪术既能化瘀又可消癥。根据辨证分型，他们将患者分为两种类型：一是肝气郁结、气滞血瘀型，采用疏肝活血汤治疗，即在基本方基础上加元胡、香附，以调气疏肝理气；二是气虚血瘀型，采用益气活血法，在基本方中加入党参、黄芪、升麻，取补中益气之意。他们结合了辨证与辨病的特点，将活血化瘀与疏肝理气或益气升提相结合，后者特别适用于伴有肛门坠胀感的子宫内膜异位症患者。对于伴有肛门部位肿块的患者，中医认为属于气虚下陷，故采用益气升提法治疗。除口服汤剂外，他们还配合使用了异位粉。异位粉是依据中医"久病入络"理论，用虫类药进行搜剔。由于病久了，病位很深，一般草药难以奏效，所以用虫类药深入络脉，祛除瘀血。他们用了5种虫——地龙、虻虫、蜈蚣、水蛭、天龙，每种1.2g，合计6g，分为2次服用。这种配伍主要是依据中医理论，利用虫类药来增强活血化瘀的效果。

还有丹参。丹参广泛应用于心脏病的治疗，现在也被各临床科室普遍使用。丹参本身具有活血化瘀的功效，制成针剂后更便于临床应用。由于目前活血化瘀类针剂相对较少，丹参注射液成为常用选择。具体用法是将丹参注射液20g加入5%葡萄糖溶液500mL中静脉滴注，每日1次，连续使用3个月。上虞妇产科采用这种方法治疗了7例患者，其中6例有效，4例患者的肿块体积明显缩小。通过静脉给药，药物进入全身循环，从四肢微循环观察发现，治疗后淤血血管较治疗前有所减少。虽然在血液流变性方面没有什么改变，但在淤血血管的改善方面确有成效。这个就是上虞妇产科的报道。

北京东直门医院，他们治疗用益气活血化瘀法，丹参、赤芍、川芎、三七、琥珀、黄芪、三棱、莪术，所以他们这个方的名字叫"克痛汤"。能够克服疼痛，所以叫"克痛汤"。他们一共治疗了11例，4例是血瘀完全消除，6例是血瘀减轻，说明效果还不错。他们主要以丹参、赤芍、川芎、三七为基本方，在月经来的时候用；月经过了以后气虚一点，加点补益药，加点黄精。

曙光医院治疗了30例患者，有效率为80%，他们根据不同部位采用多方面的方法。一个是口服的，活血化瘀、清热解毒和益气消散的都包括在里面，有汤药，有丸药，如桂枝茯苓丸、大黄䗪虫丸等。还有外用的，他们根据子宫内膜异位的部位进行治疗。如有的癥块比较靠近腹前壁，能摸得出来，这种情况，他们加外敷麝香或者丁桂散加香桂活血方。这种方法通过局部皮肤吸收，改善微循环，起到化瘀作用。如果癥块靠近肛门，他们采用肛门滴注的方法。这个方法用得比较多，好多患者都用这个方法，还可以用于治疗盆腔炎。滴注液中含有丹参、牡丹皮等活血化瘀药物，同时加入消炎成分。这是因为此类病变不仅存在血瘀，还常伴有化学性炎症和粘连，因此需要配合使用消炎药物。

总体而言，中医采用活血化瘀法治疗子宫内膜异位症的效果较好，但主要是近期疗效。西医治疗同样存在近期效果明显，但停药后易复发的问题。中药治疗也存在类似情况，停药后或多或少会复发，难以从根本上解决问题。

对于已经形成结节或包块的患者，治疗效果就会更差一些。中药治疗在改善临床症状方面效果较好，但在体征改善方面效果欠佳。也就是说，中药对功能性病变改善效果较好，而对于器质性病变，如癥块形成、巧克力囊肿等，即使使用异位粉等活血化瘀药物，效果往往也不太理想，虽然个别病例可能有效，但总体效果仍不理想。因此，还需要进一步深入研究，根据中医的理论想办法。

六、宫外孕

宫外孕就是输卵管妊娠，我们比较熟悉。此病属于急症。为什么叫输卵管妊娠呢？因 90% 以上的宫外孕都发生在输卵管里面。孕囊发育到一定程度，输卵管就破裂了，破裂了就内出血，不是外出血而是内出血，阴道出血少，但是腹腔内的出血，可以达到 1000～2000mL。所以，往往患者来的时候都是到急诊看的。孕囊没有破裂的时候，患者也不太注意，所以医生也不太容易知道。所以，诊断都是在宫外孕破裂以后，出血以后，来找医生了，医生查了才确立的。这个病出血情况非常凶险。腹腔里面 1000mL、2000mL 的出血是很常见的。患者来的时候往往伴有休克，面色苍白，脉细，量不出血压。这些患者一般都有不孕史。因为不孕的人，输卵管不一定通畅，所以一怀孕孕囊就停留在输卵管里面，这样就造成宫外孕了。因为输卵管比较细，不像子宫这样大，破裂了，导致急性腹痛，接下去就是休克了。这种痛属于中医的"痛经"。患者月经来了，阴道出血了，肚子疼了，也诊断为痛经。但宫外孕腹痛拒按，不是喜按，因为血出在腹腔里面，我们就是靠这个来诊断。我们按一下腹部，患者立即跳起来，说明血是在腹腔里面，这个是腹痛拒按，属于实证。所以，从辨证方面讲，本病属于正虚邪实。休克了，所以是正虚，内部气血大虚，无法测出血压；邪实就是血瘀少腹，肚子里面都是血。

宫外孕是急症，所以过去一般都是手术治疗。1958 年，我们国家搞非手术疗法，就是用中医中药治疗，成功率为 80%～90%。大部分患者可以用保守的方法，通过中药治疗观察随访，不需要手术，有一定的好处。因为宫外孕患者好多都有不孕史，都是没生过小孩子的，一开刀，输卵管切掉了，她就不能生了。采用保守治疗，保留了输卵管，等输卵管再通了，可以保证正常的生育能力。

宫外孕的研究，山西中医学院研究得比较多、比较早。他们有专门的宫外孕研究室，搞了两张方子：一个叫宫外孕一号方，就三味药，丹参、赤芍、桃仁三味药，是活血化瘀的；另一个是宫外孕二号方，就是一号方加三棱、莪术两味药。他们进行了实验研究，宫外孕一号方能升高血浆纤维蛋白原，增加血液黏度，降低血浆吸泳活性。从中医角度分析，一号方可以活血化瘀；从西医角度分析，一号方就是止血的。所以，宫外孕患者一来，他们就给患者用这个方子，通过活血化瘀的、通的方法，起到了止血的作用。

宫外孕二号方是在一号方基础上加了三棱、莪术，主要用于血止了以后，包块形成。因为腹腔有血块，大量的血和肠管、大网膜都粘连起来，形成了包块，所以加三棱、莪术来消癥，来消这个包块。他们也对这个方子进行了研究，作用和上面那个方子相反，它可以升高血浆吸泳活性，有利于血块消散，起到化瘀的作用。血浆纤维蛋白原下降，抑制血块凝集，有利于血块分解。

关于这两个方子的药理作用，研究人员用兔子进行了动物实验。耳静脉注射给药以后发现，这两个方子都能使耳静脉血管扩张，血管扩张有利于改善血液循环。比较特殊的是二号方，这个方子能够增强血液中巨噬细胞的吞噬能力，这有利于包块的消散。

他们采集了有包块形成的病例一共 331 例。针对包块在 10cm 以下的，就用宫外孕二号方，连续服用 3 个月，发现 282 例包块都消散了。这说明这个方子在消癥方面效果很好。

当然，手术治疗比较简单，开刀也能解决问题。但是吃中药，要吃 3 个月，时间比较长，不过可以避免患者在手术方面的痛苦，还可以保留生育机能，也有优点。我们要从两个方面看问题。中药的方法还是可以用的。我们最近的两个患者都是宫外孕的，我们也用了这个方法，效果挺好。

还有肠臌胀。因为宫外孕患者腹腔里面都是积血，血积在腹腔能够导致肠麻痹，引起肠功能障碍和肠胀气。我们大家都知道，肠胀气会压迫肠壁微循环，影响毛细血管血流，导致血循环不好，这样子也不利于组织修复。中药的优势就有了，一方面活血化瘀治疗血瘀少腹，另一方面，如果有臌胀，也可以治疗，就是用通腑的方法来恢复肠功能。这时用药就不全是活血化瘀药了，要有通腑药，腹通了以后可以改善微静脉，微循环改善可以增强活血化瘀的效果。

中医理论是相通的，所以活血化瘀不单单是靠几味活血药。它可以有一些配伍。通腑药的配伍可以促进活血化瘀作用，因为肠子不鼓了，肠壁上的微循环改善了，对血液吸收方面有利。通腹药不是活血化瘀的药物，但实际起到了活血化瘀的作用。

杀死胚胎绒毛，活血化瘀药物没有效果。因为宫外孕胚体是好的，虽然腹腔没出血，但绒毛还是活的，尿妊娠试验是阳性，这种情况很不稳定，可以反复出血，因为绒毛还能在里面生长。因此，杀死胚胎是宫外孕治疗的关键。天花粉，大家都知道，可以有效杀灭胚胎，专门对绒毛有作用。

七、盆腔炎

盆腔炎就是盆腔里面的内生殖器，如子宫、输卵管、卵巢等，以及腹膜、结缔组织的炎症性疾病。临床表现主要是月经不调、腹痛、带下异常和不孕。其中不孕多是因为盆腔发炎了，输卵管不通导致管腔阻塞所致。从中医辨证方面讲，本病主要是湿热内蕴，湿热之邪，导致组织水肿和炎性渗出，导致发热、腹痛、腹胀等。

盆腔炎可分为急性和慢性两类，其治疗效果因病因不同而不同：化脓性、细菌性的，治疗效果好一些，结核性的一般效果差一点。急性期和慢性期的辨证要点在于湿热内蕴与血瘀阻络的主次关系。一般我们在急性期以清热利湿为主，辅以活血化瘀，主要是控制炎症。慢性期主要是活血化瘀，可以配合软坚消散。慢性期往往已经有包块形成了，所以用软坚消散。对结核性盆腔炎就是要养阴清热、活血化瘀，从虚劳论治，针对阴虚证候用养阴清热法。

北京首都医院（现北京协和医院）治疗急慢性盆腔炎的报道显示，收集治疗的 43 例患者，治愈 27 例，起效 14 例，起效率 95.3%。这个数据比较可靠。因为"有效"的范围很广，稍微好一点就是"有效"，所以统计结果会偏多，数据一般要打折扣。"起效"要有明显的症状方面的改善，所以比较可靠一些。南京市中医院治疗了 102 例急慢性盆腔炎，治愈加起效的是 60 例，起效率 58%。这两个报道结果差异很大，与好多因素有关，如急性、慢性比较笼统，有轻重之分等，所以不能直接对比。北京另一家医院治疗慢性盆腔炎 310 例，治愈加起效 190 例，起效率 61%。这个结果跟南京的差不多。他们也是用口服、保留灌肠、阴道栓这几个方法。因炎症都是在盆腔里面，所以用灌肠的方法，肛滴、阴道栓的方法，不单单是口服。这种综合方法，尤其是对于慢性盆腔炎效果比较好。他们的活血化瘀方子里有当归、赤芍、麝香、丹参、蒲黄、五灵脂，再加清热解毒、理气化湿、温经散寒的药。

山西医学院用《金匮要略》的桂枝茯苓丸，还有张锡纯《医学衷中参西录》的活络效灵丹治疗宫外孕。实际上，宫外孕一号方、二号方都是从活络效灵丹演变来的，如丹参、乳香、没药，就是这个方子里的。本来他们这个方子里有丹参、赤芍、乳香，还有桃仁、没药，一方面因为乳香、没药不太好吃，另一方面这两个药依赖进口，所以就拿掉了。

基于上面两个方子，研究人员再加用活血化瘀的药，并用活血化瘀的针剂、灌肠，治疗慢性盆腔炎 118 例，治愈加好转的只有 49 例，起效率是 41.5%，比刚才两个要差一些。北京有的医院单纯用保留灌肠治疗慢性盆腔炎，相关报道很多，一般都是用活血化瘀药加消炎药，如蒲公英、败酱草，加在里面，三棱、莪术用来消癥，效果也可以。他们治疗了 100 例，起效率 69.5%，也不错。还有浙江医大，他们治疗慢性盆腔炎 82 例，起效率 41%。综合各研究数据，本病的治疗有效率为 40% ～ 60%，都差不多。吉林的医院用活血化瘀法拟了复方消炎丸，由当归、赤芍、丹参、三棱、莪术、元胡、车前子、香附、土茯苓、山药、芡实组成，有效率为 85.7%，效果也是可以的。

下面讲讲结核性盆腔炎。这方面报道比较少，效果也比较差一些。从西医角度来看，结核性盆腔炎是不会好的。从中医方面，我们采用辨证辨病相结合的方法来治疗，还是有点效果的，不过效果也不太理想。

北京首都医院采用滋阴清热、化瘀软坚、补肾法，再加抗结核治疗的中西医结合治疗方案，一共治疗了 84 例，治愈加起效 64 例，起效率 62.7%。其中，包块形成的 39 例，84 例中 39 例有包块形成，治疗后有 25 例消散，9 例无效。这里面也有对比：单用西药抗结核的包块消散率为 36.8%，西药加中药以后消散率为 64.1%。这说明中药加西药还是有一定作用的。

我想说的是这样一个意思：活血化瘀药对这些病都有用，都有效，但不能完全解决，比如，包块形成等这种器质性比较明显的效果就不好，所以这方面是中医中药治疗存在的问题，要靠同志们进一步研究。中医中药治疗初期效果比较明显，但要取得进一步的效果是比较困难的，要有一个明确的、可靠的疗效是很困难的。因此，我不能说某个方子如何如何好，只能说一下百分比疗效，所以，临床上，我们要按谨慎的原则来用药。

对盆腔炎，我们也有自己的方法。一般，急性盆腔炎用西药抗生素，这比中药清热解毒效果好一些。在急性期，根据具体情况，我们有时候用西药，有时候用中药，有时候中药加西药。慢性期一般中药比西药效果好。因为慢性盆腔炎西药没什么效，就是理疗，靠理疗解决问题，或者打点蛋白酶，防止粘连，实际上也没什么效果。中药活血化瘀消癥以及软坚消散有效果，对慢性盆腔炎的疗效是肯定的，比如少腹逐瘀汤的效果就很好。结核性盆腔炎西药没什么办法，用抗结核西药加中药活血化瘀，效果会好一些，说明中药活血化瘀还是有点效果的。

八、子宫肌瘤

关于子宫肌瘤，因为时间关系，我要讲得快一些。子宫肌瘤很常见，发病率为20%左右。女性从 30 岁左右开始，本病的发病率逐渐升高，但好多人没有症状。从中医角度看，本病属于"石瘕"。"瘕"是积块，"石"就是硬。肌瘤的瘤，摸上去很硬，像石头一样硬，因此叫"石瘕"。

中医把肌瘤当作"瘕"来治疗，理气活血化瘀，效果并不显著。我们研究子宫肌瘤十几年了，尝试过众多方剂，效果均不理想。实际上，这个病不痛不痒的，没有症状，好多是妇科普查查出来的，就是子宫里有一个瘤。这个病的主要表现就是月经多，查了以后发现是肌瘤。我们根据中医理论，用《金匮要略》里面的桂枝茯苓丸治疗。桂枝茯苓丸是活血化瘀的方子，但效果不理想。相关的研究比较多一些，其在减少月经量、止血方面的效果还是肯定的。对于肌瘤缩小或消失，我个人认为还是一个问号。这个也有研究，一方面肌瘤本身长得比较慢一些，另一方面到一定年龄，绝经以后，肌瘤也会缩小。现在肌瘤的治疗效果没有客观的标准，都凭主观判断，虽然有了 B 超，但也不是十分可靠。我们现在普遍用活血化瘀的方法，虽然能够减少月经的出血量，但说可以使肌瘤不再长大，这种说法也不太客观。对于消除肌瘤，只有个别的例子，个别例子不能说明问题，因为不太容易复制出来。

如果我们能使肌瘤不增大，也可以观察一下。因为到一定年龄，经量减少以后，它就开始消散了，也可以不开刀。好多肌瘤开刀就是因为月经量多，所以我们用活血化瘀的方法再辨证加减一下，使月经量减少，患者其他方面也没有什么重大影响，就可以观测一下，随访一下，到一定年龄了，它自己就缩小了，问题解决了，就不用开刀了。

山西中医研究所（现山西省中医药研究院）用加味生化汤治疗 24 例患者，其中治愈 8 例，有效 13 例。湖北中医学院（现湖北中医药大学）应用宫癥汤治疗子宫癥块，共治疗 136 例，治愈 72 例，有效 37 例，总有效率达 80%。这些数据仅供参考。

九、不孕症

关于不孕症，不孕症现在很多。现在的妇科门诊相当比例都是不孕症，所以这个也要解决。传统上，我们将婚后 3 年未育定义为不孕症。但由于现今结婚年龄普遍推迟，都是 30 岁左右，若仍以 3 年为限则显得太晚了。目前，我们认为，婚后 1 年内，在未采取避孕措施且未分居的情况下，90% 的夫妇应能自然受孕；若未能怀孕，则表明生育能力可能存在一定问题，应当进行检查和治疗。

不孕症大多与输卵管堵塞有关系。输卵管不通，精子和卵子就不会结合，也就不可能怀孕。这是一个主要因素。因此，在患者来了以后，我们大多进行输卵管造影检查。造影以后，如果输卵管通畅，则问题不大，中药调经种子，月经调整一下，就可能怀孕了。这个效果比较好。

如果输卵管不通，单单调经种子，不解决问题。月经正常了，排卵方面都好了，这没有用，因为输卵管不通，卵子和精子一个在里面一个在外面了，就不可能怀孕。输卵管阻塞可能是由轻微的炎症引起的，临床方面的症状较少，中医辨证多是气滞血瘀，阻塞不通。

下面也举几个例子。

西苑医院用益母草、月季花、当归、桃仁、红花、茺蔚子，治疗 100 例不孕症，其中 20 例属于输卵管堵塞，有效率 100%。这个效果很理想。

济南用茜草、桂枝、红花、桃仁、五灵脂、益母草、鸡血藤、川楝子、瓜蒌、麝香、郁金、香附，活血理气，同时配合西药治疗不孕症。69 例里面，38 例怀孕，效果差了一些。我们不能认为这一结果不好，因为很多研究不能够对比，而且个体也存在差异。

江西用当归、丹参、桃仁、红花等药，适用于辨证有瘀血的，再根据辨证加减一下就可以直接用。药味不要过多，十味二十味虽然都能活血化瘀，但药味少些比较好。他们治疗功能性不孕 58 例，其中 40 例怀孕了，有效率 70%。这个结果更可靠一些。

治疗不孕症，我们用活血化瘀法。一方面，可以调经种子，调节月经周期；另一方面，如果输卵管不通，或者输卵管部分通，通而不畅，我们用活血化瘀法还是有一定效果的。不少患者就是这样怀孕了。

十、其他

下面介绍外阴病证。外阴白色病变，就是外阴皮肤色素减退。色素减退，一般来说是阴部湿寒，气滞血瘀，经络涩阻，所以这是由于血循环不好，营养不足引起的。用活血化瘀法治疗，效果还可以。山西用口服、熏洗两个方子，配合外涂，治疗这个病。口服、熏洗用当归、赤芍、鸡血藤、牡丹皮、桂枝、小茴香、淫羊藿、枳实、白芷；外涂用血竭、生蒲黄、马齿苋、元胡、青黛等。他们共治疗了 91 例，治愈 5 例，起效 14 例，好转 51 例，有效率 77%，这个效果还可以。我们不要想百分百有效，如果统计结果的疗效太好了，往往不可靠，因为实际不可能如此。

下面介绍胎儿宫内发育迟缓。这个中医来讲就是胎萎不长和习惯性流产。

胎儿宫内发育迟缓，就是胎儿 5 个月了，但还是 3 个月或者 4 个月的大小，所以中医称这个病叫胎萎不长。胎儿是好的，就是发育达不到应该达到的发育的阶段。在这个阶段，你拉他一把，他就可以继续发育下去，顺利出生；你不去帮他一下，他有可能就会萎缩下去，胎死腹中。西医认为胎儿发育和胎盘的血运关系密切。如果胎盘血供不好，胎儿的营养不够，就会影响其正常发育。从我们的总结看，用活血化瘀药，能够促使胎儿的发育。

还有习惯性流产，当然不是所有习惯性流产都用活血化瘀法，这个要声明一下。患者有血瘀，那我们就用活血化瘀，或者辨证或辨病有血瘀，我们也可以考虑活血化瘀。我们有个病例就是这样的情况。患者结婚以后流产了 2 次，一次是 3 个月流产，一次是 2 个月流产，这次又怀孕了，她很焦急。我们辨证发现，她属于阳虚，肾阳虚，面色苍白，大便溏薄。来诊时，她小肚子有些胀，有痛，有宫缩，也很紧张，以为要流产了，怀孕大概是 3 个月不到。鉴于过去的经验，我们这次没用补肾安胎的方法，而是用了活血化瘀法。我们就用这个方子：黑附子、桂枝、丹参、当归、川续断、生地黄、山药、南瓜蒂等。患者用了这个方子以后，腹痛、腹胀消失，自己感觉很好，精神也好了。用该方治疗一个半月后，患者出院了，又吃了半个月，后来她顺利生了个大胖小子。这个方子里面桂枝、丹参、当归、川芎都是活血化瘀的。用这些药时，我们也有思想斗争，因为习惯性流产，患者想保胎的，你治得好还好，治得不好就麻烦了。我们根据她上两次流产的情况，总结了一下用药，根据她的体质等各方面因素，用了附、桂这样的药。用活血化瘀药是从辨病角度改善患者局部血循环和供血，最终患者顺利分娩。

所以，这是一个法则和思路，具体应用时要根据具体情况区别对待。因为用其他药物导致流产，医生是没有责任的，而用这个方法导致流产，医生的责任就很重。

总的来说，活血化瘀法还是应该与中医的其他疗法配合使用，不要单纯活血化瘀。通过辨证，活血化瘀对不少妇科病有良好的疗效。但我们对疗效的要求较高，目前还不够满意，还需要进一步阐明其作用机制。

由于时间关系，我就讲到这里，谢谢各位！

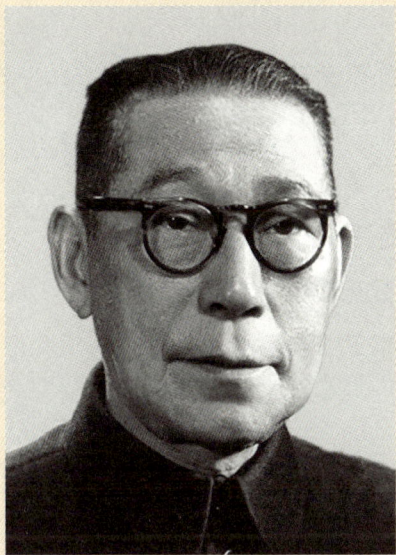

董廷瑶简介

董廷瑶（1903—2002），男，字德斌，号幼幼庐主，浙江鄞县人。上海中医药大学客座教授，主任医师，第一批全国名老中医药专家，上海市名中医，享受国务院政府特殊津贴。历任静安区中心医院中医科主任、上海市中医文献馆馆长、上海市中医门诊部顾问、上海市中医药学会儿科分会顾问、上海市中医药研究院专家委员会名誉委员、上海市中医文献馆名誉馆长等职。

董廷瑶出生于中医世家，幼承庭训，遍访名师，博采众长，秉承祖业，擅长儿科，后为避战乱移居上海，学术上撷取伤寒、温病学说之核心，以家学遗训为羽翼，擅治儿科危急重症，创用活血解毒法救治麻疹逆证，每每疹透热降。1958年，他曾在上海大公医院负责麻疹抢救工作，因成绩突出而受到表彰。董廷瑶从事儿科临床工作80余年，学验俱丰，在继承前人的基础上每多发展创新，将其数十年的经验总结为临证九诀，即"首要'明理'，继之'识病''辨证'，随之'求因''立法'而'选方'，精心'配伍'，'适量'用药，在诊治全过程中尚须'知变'，盖病变法亦变也"，临床疗效卓著，屡建奇功。

董廷瑶出版了《幼科刍言》和《幼科撷要》两部专著。其中，《幼科刍言》获上海市中医药研究院优秀著作奖二等奖，《幼科撷要》获上海市卫生局中医药科技进步奖三等奖。董廷瑶发表学术论文70余篇；其主持的科研项目"董廷瑶独特手法治疗婴儿吐乳症的临床疗效及机理探讨"先后荣获国家中医药管理局中医药科技进步奖三等奖，上海市科学委员会、上海市卫生局科技进步奖三等奖。

第一讲　婴儿常见口腔疾病

内容提要

本讲介绍了患儿常见口腔疾病，如马牙、鹅口疮、重舌、板舌、木舌等的临床症状和体征特点，阐述了这些疾病的病因、病机以及中医外治和内治法。

口腔疾病是临床上婴儿的常见病证，但往往不太被重视。因为婴儿不会言语，发生口腔疾病时，一方面是时常啼哭，有许多甚至昼夜啼哭不安；另一方面是不肯吃奶，即使吃奶也会咬妈妈的乳头。家长往往认为孩子哭闹是由于饥饿，越是啼哭，家长越是给孩子喂奶，喂得越多反而更容易引起小儿积食，造成消化不良或者腹泻。此时，单纯通过药物涂抹患儿口腔较难解决病痛。下面，我将介绍几种婴儿常见口腔疾病的治疗经验。

一、马牙

马牙，也称"板牙"，西医学叫作"上皮珠"，主要出现在新生儿的上颚中线和（或）牙龈边缘位置，表现为直径 2～4mm 的黄白色颗粒，略高出牙龈表面。

马牙是新生儿期一种特殊的生理表现，并非疾病，通常不会影响婴儿吃奶及乳牙的萌出，出生数月后可自行脱落。但是，一些婴儿会因马牙生长而出现晚上容易吵闹，吃奶费力等症状，此时可以通过中医外治法进行治疗。

首先，我们通过以下方法来诊断。先查看婴儿口腔的牙肉，会出现两种情况：一种是牙肉上面有一粒粒像小米一样的白点，名曰马牙；另一种是牙肉上面硬性的白点，色白像脆骨状，名曰板牙。马牙或板牙出现时，治疗方法是用针挑。如果是马牙，把针消毒后，对着马牙上面把一粒一粒的东西挑出来。如果是板牙，只要在其白色坚硬处刺出血即可。将马牙挑出或板牙刺出血后，再用冰硼散涂抹，涂药后大概一个半小时，婴儿就可以吃奶了，晚上也不再吵闹了。

另外，还有一种情况是上腭布有细碎、成排的小白粒，称为"七星"。治疗七星也要用针挑出来，然后再用冰硼散涂抹患处，即可治愈。

以上是临床的实践经验。许多婴儿到医院就诊，但是有些医生没有注意到这个问题，用了许多办法仍不能解决，其实只需要用针一戳、一挑就能解决问题，这在临床上非常常见。

附方

冰硼散

组成：冰片 50g，硼砂 500g（煅），朱砂 60g，玄明粉 500g。

制法：以上四味，朱砂水飞成极细粉，硼砂粉碎成细粉，将冰片研细，与上述粉末及玄明粉配研，过筛，混匀，即得。

用法：吹敷患处，每次少量，一日数次。

功效：清热解毒，消肿止痛。

二、鹅口疮

鹅口疮，又称雪口病，主要表现为口腔黏膜上出现片状乳白色斑膜，微微高出黏膜表面，面积大小不等，周围无红肿，看起来很像奶块，在舌、颊、腭或唇内黏膜上均可出现。

鹅口疮是由于白色念珠菌感染造成的口腔黏膜损害，多见于营养不良或长期使用抗生素的婴幼儿。部分患儿会因疼痛而减少进食，如果不及时治疗，念珠菌会播散至身体其他部位引起症状，如导致肠道感染等。

中医治疗这种疾病，先将口腔黏膜上的白膜用消毒药水棉花擦净，然后再抹上冰硼散，这样就可以防止鹅口疮复发了。

三、重舌、板舌、木舌

口腔疾病还有几种，分别是重舌、板舌和木舌。其中，重舌是舌下系带处突出一块，形如小舌。板舌的舌头是硬的，不会转动。木舌是舌头满口肿大。中医认为这些疾病的病因是小儿胎火。治疗胎火，一定要让火有出路，火有出路就要用针刺出血，针刺后再用冰硼散涂，便得痊愈。这是因为舌为心之苗，口为脾之窍，心脾两经有火，所以发生这种情况。心脾两经有火是胎中伏热蕴结于心、脾，婴儿出生后热毒熏灼于口舌，故见本病。治疗方法就是用消毒好的针具，针对不同疾病施以不同的操作，再用冰硼散涂于患处。

如果要用汤剂，有两张方子。第一张方子是降火汤，主要是清火降火，能清心脾之火。第二张方子是清热泻脾汤，能清心胃之热。这些疾病主要是心脾或心胃有热，只要能够将新生儿心脾和心胃之热清下去，上面的口腔疾病就能治好。但是，重点还是要针刺，因为针刺可以排出火毒之血，使毒有出路。这样才能解决问题。

附方

1. 降火汤

组成：木通 2.4g，黄连 1.6g，荆芥 2.4g，枳壳 2.4g，陈皮 2.4g，生甘草 1.5g。

功效：清火降火，清心脾之火。

2. 清热泄脾汤

组成：栀子 3g，生石膏 6g（先煎），黄连 1.5g，生地黄 6g，黄芩 1.5g，赤茯苓 6g，灯心草 2 扎。

功效：清心胃之热。

第二讲　小儿口腔溃疡

内容提要

　　本讲介绍小儿口腔溃疡的中医病因、病机，认为该病主要与心火、胃火上炎以及伤食积滞有关，并提出相应的治法和方药。

　　小儿口腔溃疡是一种常见的口腔黏膜疾病，在小儿群体中患病率超过 10%。小儿口腔溃疡是一种以周期性反复发作为特点的口腔黏膜局限性溃疡损害，可以自愈，可发生于口腔黏膜的任何部位，以唇、颊、舌部多见，严重者可以波及咽部黏膜。不少患儿随着病程的延长，可出现溃疡面积增大、数目增多、疼痛加重、愈合期延长、间隔期缩短等，从而影响进食和说话。

　　中医认为，小儿口腔溃疡常与心火、胃火上炎有关，此外还常常受到伤食积滞的影响。心火、胃火上炎可分别使用导赤散、泻黄散清泻心火、胃火。而伤食积滞，湿郁化热，阻于肠胃，湿热熏蒸，发生溃疡者，可见舌苔厚腻，伴有胸闷腹胀、纳呆恶心的消化道症状。此证与消化道有关系，需要清降里热、化浊导滞。方用导赤散，酌加藿香、厚朴、陈皮、枳壳、青皮等。中医治病都有法理，法理明确，就能够对证下药。这种治法称为苦辛通泄，主要治疗湿热。其中，藿香、厚朴苦辛化湿；陈皮行气燥湿；枳壳、青皮通泄。我们治疗疾病不能呆板，不同病因用不同的方法，这是我们中医主要的治疗原则。人时常是有变化的，发病的原因不同，治疗的方法也就不一样，只要方法对，最终的效果是一样的。

　　小儿口腔溃疡热象较重，心胃火燔，容易灼伤津液，故虽热退，仍须清滋。热度退了之后，要用清凉法和滋润法治疗，用天花粉、石斛、麦冬、谷芽等，既清余热，又养胃阴。中医治病需要分阶段，疾病好了还要保护胃气。有许多病，热度虽退，但是小儿胃口不好，没有力气，恢复非常慢。这是因为胃气没有恢复，因此一定要在病后调理胃气，把胃气先保护好。中医有句话："四时百病，胃气为本。"任何疾病，如果患者胃口好，吃得下，此病就不要紧；如果有人好像没什么问题，但是胃口不好，饭吃不下，此病的预后就不太好。所以，我们治疗疾病要着重于胃气，百病以胃气为本，这是关键。但是患者在养胃期间，舌苔尚腻，说明余湿未清。如果患者身体余湿未清且身体已亏，补是补不进去的，一定要除尽余湿才能够补，才能调理。因此，在滋阴药中要考虑添加清余湿的药。

附方

导赤散

组成：生地黄 6g，木通 6g，生甘草梢 6g，淡竹叶 6g。

功效：清心养阴，利水通淋。

第三讲　小儿猩红热

内容提要

　　本讲介绍了猩红热患儿的临床症状、体征特点及病因病机，指出该病应分期治疗，可采用卫气营血辨证，并提出了相应的治法和方药。

　　猩红热，中医名为丹痧、烂喉痧，是一种由 A 组 β 型溶血性链球菌引起的急性呼吸道传染性疾病，主要临床症状为发热、咽部肿痛、全身弥漫性鲜红色皮疹和疹后脱屑。其中，儿童为主要易感人群。

　　由于预防工作做得好，现在临床上很少碰到小儿猩红热病例，但是这种病并不是完全没有。对于这类患儿，需要进行隔离，因为猩红热是传染病。该病可以分为初、中、末三期，并且症状有轻重之分。轻症主要表现为皮肤发红疹，热退就没事了；重症则出现烂喉痧症状。

　　猩红热起病多骤发寒热，发作时热度骤然升高，热多寒少，皮肤灼热，头痛，恶心，心烦，口干，骨节酸痛；喉咙里面有芥菜籽大小的红点，红肿疼痛，影响进食；口腔、耳朵、颈部、颌下等处可以看到针头大小的红疹，数小时内可蔓延到躯干及四肢，呈弥漫性猩红色丘疹，似鸡皮样稍隆起于皮肤；疹点间隙满布红晕，无正常皮色可见；用手指按压，皮肤颜色变白，松开后瞬息又恢复为红色，口唇周围色苍白。这是猩红热初期。中期，多为患儿皮疹出现 3～4 天以后，舌苔剥脱，绛红起刺，像杨梅刺一样，叫杨梅舌。到末期，按照患儿出疹的顺序，疹子慢慢退去。轻症儿童会出现皮肤脱屑，重症患儿手足部皮肤片状剥脱，如纸样可揭起。

　　猩红热从起病到热度退净、开始蜕皮，全过程大概 1 周。如果丹痧早退或者一出即隐，则热度更高，甚至神昏谵语。此是毒从内陷，说明病势严重。有的患儿头颈部有丹毒，如果里面的毒没有完全往外面发散出来，痧没有发透，毒向里面走，毒内陷后，没有出路的毒就会在里面化脓，所以可能发展成为烂喉痧。因此，本病在临床上分轻、重两型：轻证医治很容易，像风痧一样简单；重证治疗就比较麻烦。轻证患儿发热较轻，全身症状也轻，红疹细小，喉咙疼痛也轻；重证患儿则有高热，疹色紫暗，脉数无力，伴有呕吐，昏迷或谵妄，咽喉腐烂，形成内闭外脱之证。本病的主要病理是毒火壅盛，不能向外发泄，因而上蒸于喉，发为烂喉痧。如果丹痧得以畅达，则热得以外泄，上炎之势自衰。

猩红热属于温病范畴，按温病辨证可分为卫、气、营、血四个阶段。本病初期，邪在卫分、气分，或气营之交，治宜清热疏泄，以辛凉解表为主，可用清咽利膈汤或加减黑膏汤。清咽利膈汤中有连翘、栀子、黄芩、薄荷、防风、荆芥、玄明粉、大黄等，一方面解表，另一方面泻火清热。防风、荆芥、桔梗、连翘等都是发散的，清的用大黄、黄连、玄明粉、玄参、金银花等。加减黑膏汤也是如此，里面既有鲜生地黄、生石膏，也有薄荷、连翘、僵蚕这类散风的药，鲜石斛、竹叶、白茅根、芦根都是清热的，浮萍是发表的。

至中期，邪热由气入营，气营两燔，治宜气营两清，可用凉营清气汤加减，效果比较好。犀牛角可以用水牛角代替。凉营清气汤中有鲜石斛、黑栀子、牡丹皮、鲜生地黄、薄荷、黄连、赤芍、玄参、生石膏、甘草、连翘、竹叶、白茅根、芦根、人中黄，痰多者加竹沥化痰。

到末期，痧毒内陷，神昏谵语，可以使用养阴清肺汤或竹叶石膏汤。末期主要是毒火壅盛。养阴清肺汤中有鲜生地黄、麦冬、玄参、薄荷、白芍、牡丹皮、生甘草、川贝母。竹叶石膏汤中有竹叶、生石膏、半夏、麦冬、人参（可以用玄参）、生甘草、粳米。痧毒内陷，神昏谵语较严重的可加紫雪丹、神犀丹。若毒结颈项者，可加解毒退肿之品，如当归、赤芍、金银花、生甘草。总之，处方一般以清、散并用为主，既要清，又要散，不能完全用寒凉药。毒一方面要清，另一方面要散，两个方面都要用，不是单方面用，如此才能使毒不内收。引毒往外散，让毒发出来，则不能单用寒凉药，用寒凉药的同时一定要用发散药，如薄荷、连翘、金银花这类药。单用寒凉药会把毒压进去，使毒往内收，丹痧之毒不能畅达，变证就会多。如果表散太过也不行，太过会伤津劫液，伤阴可能会引动肝风，出现抽筋，发为痉厥。

烂喉痧也可用吹药，吹药用锡类散最多，或者珠黄散也可以。

附方

1. 清咽利膈汤

组成：连翘 5g，栀子 5g，牛蒡子 5g，黄芩 5g，薄荷 5g（后下），防风 5g，荆芥 5g，玄明粉 6g（冲服），玄参 5g，金银花 5g，大黄 6g（后下），桔梗 5g，黄连 5g。

功效：泻热解毒，利膈消肿。

2. 加减黑膏汤

组成：鲜生地黄 12g，淡豆豉 9g，连翘 9g，生石膏 15g（先煎），薄荷 2g（后下），僵蚕 9g，赤芍 6g，鲜石斛 10g，蝉蜕 3g，生甘草 3g，竹叶 6g，白茅根 30g，芦根 30g，浮萍 3g，浙贝母 6g。

功效：滋阴解表。

3. 凉营清气汤

组成：犀角尖粉（水牛角代）1.5g（冲服），鲜石斛 18g，玄参 9g，黑栀子 6g，牡丹皮 6g，鲜生地黄 18g，薄荷叶 2.4g，黄连 1.5g，赤芍 6g，生石膏 24g（先煎），生甘草 2.4g，连翘壳 9g，鲜竹叶 30 张，芦根 30g，人中黄 6g。

功效：凉营清气。

4. 养阴清肺汤

组成：鲜生地黄 6g，麦冬 3.6g，生甘草 15g，玄参 4.5g，川贝母 2.5g（去心），牡丹皮 2.5g，薄荷 1.5g（后下），炒白芍 2.4g。

功效：养阴清肺。

5. 竹叶石膏汤

组成：竹叶 15g，生石膏 30g（先煎），半夏 9g（洗），麦冬 15g（去心），人参 6g，生甘草 6g（炙），粳米 15g。

功效：清热生津，益气和胃。

6. 紫雪丹

组成：生石膏、寒水石、灵磁石、滑石各 1500g，犀角屑（水牛角代）、羚羊角屑、青木香、沉香、玄参、升麻各 500g，生甘草 240g，朴硝 5000g，硝石 930g，麝香 38g，朱砂 90g，黄金 1500g，丁香 30g。

功效：清热解毒，息风止痉，开窍安神。

7. 神犀丹

组成：犀角尖（水牛角代）180g，生地黄 500g（熬膏），黄芩 180g，香豉 240g（熬膏），连翘 300g，紫草 120g，板蓝根 270g，金银花 500g，金汁 300g，玄参210g，天花粉 120g，石菖蒲 180g。

功效：清音开窍，凉血解毒。

8. 锡类散

组成：牛黄 0.06g，冰片 0.09g，珍珠 0.09g，人指甲 0.15g（滑石粉制），象牙屑 0.9g（焙），青黛 1.8g（去灰脚），壁钱 20 个（焙），共为极细末吹患处。

功效：消炎，解毒，化腐，生新。

9. 珠黄散

组成：牛黄 1.5g，冰片 15g，珍珠 18g，煅石膏 150g。

功效：清热解毒，化腐生肌。

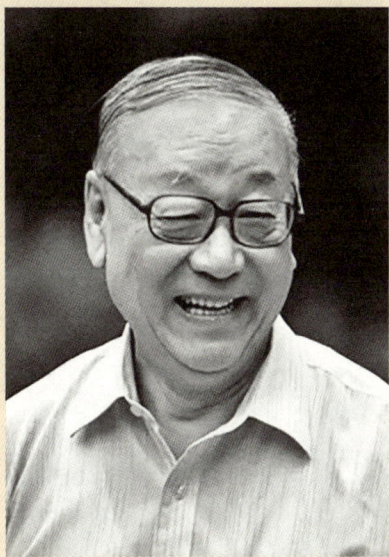

陆南山简介

陆南山（1904—1988），我国著名中医临床家、教育家，是我国中医眼科领域探索中西医结合现代化的先驱。1956 年，当选中华医学会第十届全国会员代表。曾任上海仁济医院（现上海交通大学医学院附属仁济医院）眼科主任，上海第二医学院（现上海交通大学医学院）眼科教授，医疗系二部中医学教研室主任，中华医学会中医学会理事等职。

陆南山出生于中医世家，幼从父陆光亮学医，22 岁悬壶于上海，专擅眼科。陆南山潜心研究中医眼科五轮学说，在 60 多年的行医和教学实践中，提出"肝肾立论""脾胃论治""健脾利湿"等新学说，自成一家。他率先将中西医结合方法应用于中医眼科临床，借助仪器检查眼底病变，充实中医诊断手段，使中医眼科理论和西医相结合。他对角膜炎、葡萄膜炎、慢性单纯性青光眼、眼底出血、视网膜炎、眼肌麻痹等病证的诊治都进行了深入钻研，取得了突破性进展。他发表有《中医治疗中心性视网膜脉络膜炎》《中心性视网膜炎辨病和辨证的结合》等论文 20 多篇；著有《眼科临证录》，主编《实用中医眼科学》。陆南山从事医学教学，认真带教学生，不少学生成为中医眼科界的后起之秀，子女中有六人从事中西医眼科工作。

青光眼的中医治疗

内容提要

　　本讲介绍了青光眼的中医病因病机，认为七情内伤是导致青光眼的主要原因，肝火上炎是其基本病机；在青光眼的治疗上，结合临床实践经验，介绍了治疗青光眼的常用方剂，如吴茱萸汤、苓泽茱萸汤、羚羊角汤、清肝泻火汤、平肝健脾利湿方。

　　我们今天探讨中医学的学习方法。我认为，学中医就是要学古人的书，就是要到旧书堆里去翻宝藏。有人认为，人家搞四个现代化都是看新书，我们中医还在看老书，还在翻旧书，似乎不合时宜，但我认为这就是我们的职责所在。我们做中医的人还是要翻古书的，不翻就是不行，为什么呢？因为中医学里面的好东西，我们已经挖掘出来了一部分，还有很多不知道的好东西在里面，我们还是要接着发掘出来。

　　中医学蕴含着很多符合科学原理的理论，我们今天所知道的只是其中一部分，随着认识的深入，必将有更多的内容被揭示。所以，古代医书要持续不断地学习，切不可认为已读过的典籍中的科学价值都已发掘完毕，而对其他内容弃之不顾。事实上，古代医书中蕴藏着许多意想不到的宝贵经验。

　　有一天，我去开会，有学者谈及疟疾的中医药治疗，指出中药中有单味药——青蒿能治疗疟疾。翻阅古籍时，你可能觉得此药平平无奇，这有什么好说的？但现在知道了，青蒿中提取的青蒿素现已成为抗疟的特效药。又如治疗青光眼的槟榔，可制成眼药水用于缩瞳。匹罗卡品没有的时候，你用槟榔缩瞳就好了。然而，若不了解这些知识，你又怎么知道槟榔在青光眼的治疗中可以缩瞳呢？所以我们常说，"活到老，学到老"。

从学习中医的角度而言，我们必须要读古书。我常强调"师古"，以古人为师，古人留下的医学典籍，正是我们最好的老师。

但是，我必须强调，师古很重要，但关键在体会。以我今天讲的青光眼为例，内容一部分是师古的，另一部分是我自己的临床体会。因此，我认为师古是中医工作者应当始终坚持的原则，我们要从古籍中吸收好的东西，并加以提升。

我讲授的内容，诸如青风内障、绿风内障等概念，都是老一套的东西，但在临床实践中，我们会有体会，所以要师古而不泥古，不要认为古人写得都对，永远不能改，应当要与实际相结合。

一、青光眼的病因病机

青光眼本质上只有一个病因。无论是青风、绿风还是黄风，其实是同一个疾病的不同阶段。黑风，在有的书中有记载，在有的书中没有记载，讲不清楚，就不讲了。因此，我认为其病因是相同的，均与肝胆郁火有关。

具体而言，青风、绿风这两个阶段的病因是相同的。一是由于肝胆之火，表现为头痛、眼红等症状。二是情志因素（精神因素）引起的，包括喜、怒、忧、思、悲、恐、惊七情。在这七个情志因素中，有三个因素引发的病例最为常见。

首先是怒，即发怒。我们在临床上经常遇见怒气伤肝的青光眼患者。你以后遇到青光眼的患者，患者会讲给你听："哎呀，我昨晚发火了，所以今天眼睛发病了。"第一次发病的人讲不清楚，经常发病的人会讲得很清楚，他发过火了。

其次，忧思伤脾也能够导致发病。过度的忧愁同样可能导致疾病发作。

再者，过喜伤心也是重要的诱因。中医理论认为，过度喜悦能够引发青光眼。我们上海的家庭中，孩子们在外地的多，过年都回家来了，老头、老太太高兴得不得了，好，发青光眼了。大过年的来看急诊，问她为什么，她说家里某某人来了，心里一高兴，一忙，眼病就发了。

所以我认为过度的兴奋、过度的不高兴、过度的忧虑都能够诱发青光眼。这是我对青光眼病因的认识。

从临床病机看，肝胆火旺的青光眼患者比较多，还有些属阴虚血虚的。我们看到的急性发病的青光眼患者，大多数是比较瘦的、年纪大一点的，身体强壮急性发作的患者比较少。此外，阴虚血虚的患者也比较多，操心、忧郁过度都能够引起发病。从中医角度来讲，郁则化热，郁深热深，心里郁闷，就容易生热，热盛则肝阳上升，所以就会发病。以上我讲的是最主要的病因病机，当然其他病因病机也有，所以必须结合全身体征，综合分析。

二、青光眼的中医治疗

我再谈谈治疗。上面的病因病机探讨是我个人的体会，你们把中医书拿出来看，多数是笼统讲一大套，全部讲在一起，什么因为肝火旺，或忧郁伤脾等而发病。我认为在实践中要有所区别。

我的处方，不是从眼科书里抄来的。眼科书你们去看，去翻书去，青风内障有青风内障的处方，绿风内障有绿风内障的处方，那么是不是灵呢？有几张方子还是灵的，我已经用过了，但有几张方子不太灵。我今天讲的处方是我个人把书本知识和临床经验结合起来，已经经过临床验证的处方。

1. 吴茱萸汤

第一张处方是吴茱萸汤，组成每个人都知道，就是吴茱萸、党参、生姜、红枣。这张方子我用了至少30年了。我经常用，所以我讲课一直讲吴茱萸汤。

吴茱萸汤是张仲景的方子。所以，我想强调一下，我们眼科医生一定要全面学习，不能局限于眼科。就我个人而言，我的处方不仅仅是从眼科书上抄下来的。我年轻的时候，专门抄眼科的方子，但是眼科书中写什么病用什么方，我套上去发现不是一定灵验的。灵验的有，不灵的很多，特别是治疗白内障的处方不灵的多得不得了。比如说，早期白内障一块一条的，有个处方；白内障浅层皮质混浊得大一点的，也有一个处方；里面混浊的，也有一个处方。这些处方多数不灵验。

青风内障的治疗也是如此，不是张张方子都灵，但有的方子很灵。我介绍的吴茱萸汤原本是内科的方子，所以我们眼科医生要将眼界扩大一点，看得开点，《伤寒论》《温病条辨》等书中的方子，治疗内科杂病的方子，只要你辨证正确，都可以用来治疗眼病。打个比方说，你只要钥匙配得对就好，配对了锁就可以打开。

吴茱萸汤的作用是什么？这个方子主要是治疗急性青光眼伴有呕吐的。它有两味主药，一个是党参，一个是吴茱萸，此外，还有生姜和红枣。吴茱萸汤特别适用于青光眼引起的呕吐。这种呕吐是干呕、恶心，声音很大，但是吐不出东西来。

所以，吴茱萸是主药，但这味药分量不能太大，我们一般用6分、8分，不超过1钱。因为吴茱萸辛、温，入肝经，有点苦味、辣味。这味药是热性的，直入足厥阴肝经。所以有一句话：吴茱萸辛苦而热，直入厥阴，使厥阴之热下降。党参是健脾药。从中医角度来看，党参健脾渗湿，能治没有力气，四肢不举，有疲倦感等。生姜、红枣温中和胃，健脾止呕。

吴茱萸汤是治疗里寒内格的。什么叫里寒内格？就是里面是寒的，但外面却是热性的。一些患者看起来是肝火重，但实际上他们里面是寒的。吴茱萸汤是热性的，可以治疗这种病。

那么为什么会干呕、头痛、恶心呢？因为足厥阴肝经挟胃上行，与督脉交会于巅，所以会呕吐、头痛。吴茱萸汤治疗急性青光眼伴有头痛、干呕时，一定要注意确有干呕症状。假使患者只讲头痛而没有干呕，这张方子效果不太大。所以，证要辨得仔细点。这张方子——吴茱萸汤，大家要记牢。

2. 苓泽茱萸汤

第二张方子是苓泽茱萸汤。这是我自己的一张处方，苓是茯苓，泽是泽泻，再加吴茱萸等。这张方子的歌诀是：

苓泽茱萸汤，

参桂甘术姜，

吐而可思饮，

胃反脾气伤。

我为什么要拟这个方子？因为虽然吴茱萸汤对青光眼引起的头痛、干呕等症状疗效显著，但并未解决眼压升高这一根本问题。患者头痛、恶心、呕吐等症状缓解后，眼压高的问题仍然存在。所以，我们做了一个科学研究，用茯苓、猪苓、白术、泽泻、苍术等，就是五苓散的意思，治疗慢性青光眼，使眼压降下来。

因此，我们针对吴茱萸汤的不足进行了改良，把茯苓、泽泻等加入吴茱萸汤里。所以这个方子就是吴茱萸汤加茯苓、白术、桂枝、甘草、泽泻、干姜。假如这个患者喜欢喝茶，喜欢喝水，就可以吃这张方子。因为还要解决恶心、呕吐，所以仍然要放吴茱萸，生姜也要放。这些东西都是治疗呕吐的。

我把方子解释一下：茯苓、泽泻渗湿利水，通利下窍；白术健脾燥湿；桂枝通阳，能输水走皮毛；甘草补中益气；吴茱萸能治胃寒呕吐，还能治厥阴头痛；干姜温中散寒。这张方子不仅有热药吴茱萸，还加入了茯苓、泽泻等药。因此，苓泽茱萸汤具有祛湿利水、和胃止呕的功效。本方可止呕，可缓解青光眼的症状，而祛湿利水有助于降低眼压。这是我的治疗思路。

这张方子是吴茱萸汤和五苓散的结合，但没有放猪苓，比五苓散少一味猪苓，茯苓、白术都有。所以，这张方子可以用来治疗急性青光眼头痛、呕吐的症状，同时，还兼顾降眼压。

3. 羚羊角汤

下面再介绍一张经典方剂——羚羊角汤，"羚羊参草地车辛"，共六味药物。其中，羚羊指羚羊角，参为玄参，草是夏枯草，地为地骨皮，车即车前子，辛代表细辛。这张古人的方子治疗青光眼是有效的，所以我介绍一下。这说明古人的眼科方子不是张张没效，也不是张张有效，有没有效需要长期摸索，每张方子都要验证很久。

方子以羚羊角为君药，此药专入厥阴肝经，具有平肝、息风、清热三重功效，可以用于治疗肝火所致的眼睛红、头痛。假使碰到眼睛病得厉害，又红又肿又痛，又是头痛得厉害，脉象弦的患者，加羚羊角是很有效果的，非此不能平。

玄参，有滋阴降火之功。其滋阴作用犹如加水以降火。在治疗肝火亢盛方面，玄参与龙胆草作用机制不同：龙胆草重在清泻肝火，而玄参重在滋阴降火。简言之，二者一如加水灭火，一如直接扑火。

第三味药是夏枯草。朱丹溪曾说：夏枯草有补养厥阴肝经血脉之功。夏枯草性味苦寒，属凉药，入足厥阴肝经，目为肝之窍，所以眼睛红、头痛，用夏枯草是适宜的。

为什么加入温性之细辛呢？细辛比较热。我要特别强调一下，细辛不要用得太重，一般用6分，有的患者用8分，总归不要超过1钱。1钱相当于3克，用到1.8克差不多了。细辛有什么好处呢？细辛止疼效果比较好，常常用来止头痛。细辛配川芎可治头痛，细辛配白芷可治牙齿痛。细辛加川芎治疗神经痛特别灵。古人治疗绿风内障（青光眼）的方子里面差不多都有细辛，因其能治头痛。但服用这个方子不能超过 10 剂，用细辛的方子大多 3 剂、5 剂就行了，不是一直吃下去的。

车前子的功效是利小便、利水、清热、明目。

地骨皮是枸杞的根皮，辛寒，可以退虚热。

对于绿风内障，也就是急性青光眼，头痛剧烈，但无呕吐，就要辨证了。假如只有头痛而没有呕吐，我们多数用这张处方；或者患者服吴茱萸汤之后，恶心呕吐已止，仍头痛的也可以用这张处方。严重的急性青光眼，头痛、呕吐得很厉害，吴茱萸汤可 1 天吃 2 剂，吃两个头煎。第一个头煎服用后，过 2～3 小时再服用第二个头煎，先治头痛、呕吐。加减方面，身体虚弱的，可以加点党参；血虚的，可以加熟地黄。

前面介绍的三张处方——吴茱萸汤、苓泽茱萸汤、羚羊角汤，各有侧重，需根据具体证候辨证选用。

4. 清肝泻火汤

第四张方子是清肝泻火汤。它与羚羊角汤差不多，但是比羚羊角汤温和一些。这也是我自己的方子。

歌诀：

> 清肝泻火柏连芩，
>
> 龙枯丹芍地黄生，
>
> 便秘增液玄参麦，
>
> 眩晕天麻钩藤青。

柏是黄柏，连是黄连，芩是黄芩，龙是龙胆草，枯是夏枯草，丹是牡丹皮，芍是赤芍，地黄是生地黄。大便秘结的加玄参，加麦冬，类似增液汤，不要加大黄，大黄太厉害。眩晕头昏，加天麻、钩藤、青葙子。

这个方子多用于伴有高血压的青光眼，治疗高血压的青光眼效果很好。

5. 平肝健脾利湿方

我再讲一个方子，用于治疗慢性青光眼。前面讲的是急性的、亚急性的青光眼，所谓青风内障、黄风内障、绿风内障都在这个里面。治内障的方子中没有能治疗慢性青光眼的。那方子在哪里能找到呢？中医学把这种病归为"轻盲"，即视力不佳，视瞻昏渺，视物不清。"轻盲"是还没有盲。这种类型的患者眼睛看上去好好的，其实是看不清楚的。

我曾发表过关于慢性青光眼治疗的论文。慢性青光眼患者，多数没有主症，讲不出主症。你问他：你来看什么病？有的患者会讲给你听：我是慢性青光眼。有的患者只讲：我眼睛看不清楚，模模糊糊的。此时，我们需要通过西医手段检查确诊，确诊是慢性青光眼。有的患者已经去其他医院看过了，他自己会说：我是慢性青光眼。你问他有什么不舒服呢？多数患者讲有头痛，看不清楚，但不是每个患者都有头痛。这些患者所讲的头痛不是前面讲的青风内障、绿风内障、黄风内障那样，是作为主要症状的。慢性青光眼患者的头痛不是主要症状，而是以眼睛看不清为主要症状。

这种头痛你只要把眼压减低，控制到正常的范围，头痛马上就好了。所以，你不用治疗头痛。比如，患者今天眼压 30mmHg，明天眼压降到 18mmHg 或 20mmHg 了，他的眼睛马上就舒服了，头痛也就消失了。

因此，我认为中西医结合是必要的。我们可以从西医的角度来探讨，从中医的角度来辨证。从西医的角度来探讨，就是探讨眼压为什么高？是房水流通得不够，或者是房水分泌得过多，导致了眼压升高？临床观察发现，多数病例源于房水流通得不够。因此从中医的角度来讲，这与水湿有关。水湿可以到达全身。水湿犯胃，可以导致呕吐；水湿在皮肤，可以导致水肿；水湿到心，可以引起心脏疾病。同理，水湿到了眼睛里面，会引起眼压升高，所以我们主要的处方是五苓散。病机是脾虚水湿上犯，这里不能用羚羊角汤治疗。

为什么眼压高是脾虚呢？我认为有两个方面原因：一个是肝阳偏旺，木克土，肝火大了影响到脾，脾虚不能制水，导致水湿上犯而眼压增高；另一个是患者思虑过度伤了脾胃，所以脾虚不能制水而水湿上泛。从中医角度看，水湿上泛是青光眼眼压升高的病因。所以，我们的处方既要平肝，又要健脾利湿。

因此，我们开出的方子叫平肝健脾利湿方。

歌诀：

平肝健脾利湿方，
石决苓苓桂枝裹，

泽泻楮实苍白术，

菊花陈皮服之康。

　　两个苓，一个是茯苓，另一个是猪苓；石决就是石决明；桂是桂枝。楮实子这个药我们用得很频繁，我看外面不太常用。在座的各位用吗？我觉得楮实子的效果很好，有很多地方我用楮实子，楮实子利湿、明目、开胃，吃了胃口好得很。楮实子用于眼压高，它能利湿，想利湿不要忘记楮实子。

　　我在医院常用的有两味药，一个是楮实子，另一个是钩藤。角膜病我们用钩藤，高血压用钩藤，安眠用钩藤，我常常将钩藤用于这三个方面。角膜溃疡、眼睑痉挛、眼睛睁不开可以用钩藤。睡觉睡不着也可以用钩藤，效果很好，外面常用的安眠药，远志、夜交藤、合欢皮我倒是少用。

　　这个方子治什么呢？治慢性青光眼，眼压在 30 ～ 40mmHg。什么情况用平肝息风药呢？平肝息风药用于头痛厉害的患者，而慢性青光眼仅是轻微头痛，用平肝息风药的患者火气通常比较大。还有一点，平肝息风的方子不能长时间使用。我们的平肝健脾利湿汤可用 20 剂、30 剂。平肝息风的方子没有吃几十剂的，因为它太凉了。将来我们要做个总结，我们要研究治疗眼压高的青光眼，不吃西药吃中药是不是能够把眼压降下来？所以我们看病，测眼压要测得很频繁，每个患者每次看病都要测眼压，假使眼压一点一点降下来了，我们就可以摸索出经验了。假使又吃中药又吃西药，那怎么讲得清楚呢？

　　临床最难治的是绝对性青光眼（闭角型青光眼），中医对绝对性青光眼的治疗效果不是太好，对宽角的青光眼效果不错。我们对每一个青光眼患者都进行房角检查，以过滤掉绝对性青光眼患者，因为这类患者吃中药没什么效果，为避免耽误病情，通常不接诊。

　　对于宽角型慢性青光眼，我觉得中医效果好很多。我有个患者，找我看病已有几年了。

　　这个患者的一只眼睛已经失明了。你问他什么时候失明的，他自己也不知道。这个眼睛没有光感。他天天吃西药，一天要吃三四片。到我这来的时候看病，疾病已经很严重了，一只眼失明了，另一只眼睛还好，眼压量出来 40mmHg 以上，然后看房角，房角是宽的。于是，我就让他吃中药，西药一点儿不吃，好眼的眼压从 40mmHg 以上一直降到 18mmHg，但那只坏眼睛的眼压从 70mmHg 以上降到 30 ～ 40mmHg，再也降不下来了，测来测去 40mmHg 左右。患者吃了几年的中药，不失明的眼睛从四十几降到正常了，好眼睛算是稳定了。尽管疗效在 1 个月左右就达到了已显现，但这个患者还是坚持服用中药。我们虽建议停药，但患者因仅存一眼视力，坚持继续服药。

从这个患者身上，我体会到，这个处方没什么不良作用，唯一的不良作用就是大便干燥。有些患者讲这药一吃，大便就拉不出。我们怎么办呢？加火麻仁，放 3 ～ 4 钱火麻仁。这张方子我们现在还在用，特别强调一句话：茯苓要用白的，白茯苓与非白茯苓效果是不一样的。

你们对青光眼这样子讲有什么听不懂吗？我现在专门要听取你们的意见，回家去改进，因为我觉得每次讲课都有缺点。同学们，你们有什么意见提出来，我也是在不断地摸索，不断地讲课，我每次讲课大概都有点改进的。上完课后我回到家里去想想，这堂课讲得不太好，那我会再去想想办法。

同学们对我讲解的内容还有不理解的地方吗？我特别希望听取大家的意见，以便改进。我始终认为每次讲课都存在不足之处，因此一直在不断探索和完善。每次课后我都会反思，思考哪些方面可以改进。所以我现在想，讲课一定要把古人的东西讲出来，然后再讲我个人的体会，这样大家听了可以比较一下，以便能更好地理解和掌握知识。

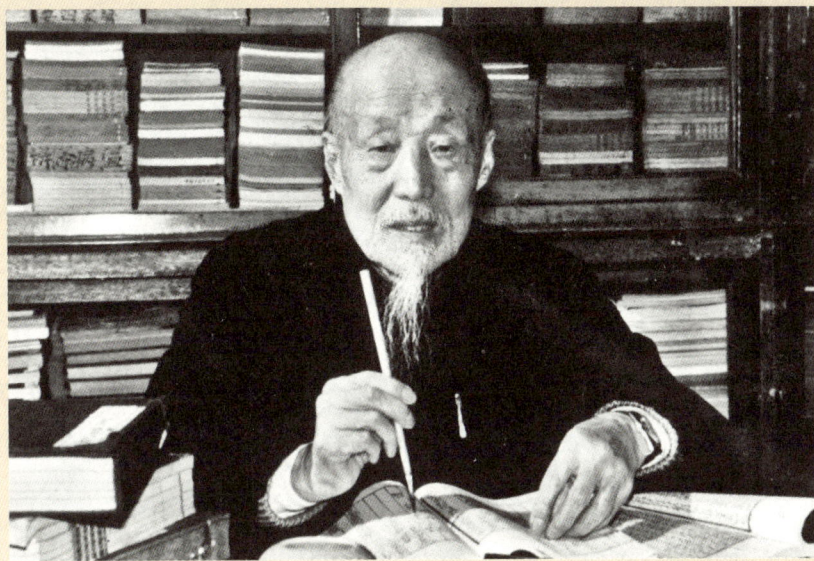

张赞臣简介

张赞臣（1904—1993），名继勋，以字行，晚号壶叟，江苏武进蓉湖人。张赞臣世操医业，家学渊博，幼承庭训，受其父伯熙公教诲，在医学方面奠定了基础。年方弱冠，背井来沪，为博采众长，先就读于上海中医专门学校，复转学于上海中医学院，因勤恳好学，颇多创见，张赞臣深得当代名医谢利恒、曹颖甫、包识生诸前辈器重。卒业后，悬壶沪渎，于大小方脉、内外妇儿诸科无不精通，屡起沉疴，深受病家拥戴。又应中国医学院之聘，先后任诊断学、本草学教授，并主编《医界春秋》杂志，著述《中国诊断学纲要》《中国历代医学史略》等书。

1929年，国民政府企图通过"废止中医案"，张赞臣闻讯后痛心疾首，当即奔走呼吁，联合全国中医药界人士奋起抗争，终使该案未能通过。其对维护中医事业之热忱，由此可见一斑。

中华人民共和国成立后，张赞臣响应人民政府号召，率先到国家医疗单位工作，先后任上海市第五门诊部（原中医门诊所）副主任、上海市卫生局中医处副处长、上海市中医文献研究馆副馆长、上海中医学院曙光医院顾问等职。撰写《本草概要》《张赞臣临床经验选编》《中医外科诊疗学》等书，并在有关刊物上发表 30 余篇学术论文。自 1960 年，张赞臣目睹中医耳鼻喉科未能受到应有重视，以致后继乏人，濒将失传，毅然决定专注于中医耳鼻喉科的临床与科研工作，兼任了上海中医学院耳鼻喉科教研组主任，主办全国和上海耳鼻喉科医师进修班等，在人才培养、学术研究等方面为中医耳鼻喉科的继承和发展作出了重要贡献。

【编者按】以下讲座内容为张赞臣与学生合讲，因年代久远，学生姓名已不可考，在此谨致歉意！

第一讲　慢性鼻窦炎

内容提要

本讲以病案为例，介绍了慢性鼻窦炎的临床症状和体征特点，阐述了该病的病因、病机，以及治疗该病证的常用方药和应用心得。

慢性鼻窦炎是临床常见病和多发病。西医学将鼻窦腔黏膜肿胀及炎症称为鼻窦炎，中医将其称为鼻渊。中医辨证是从虚实入手，虽然这种疾病反复发作，但中医认为其病因可分为气分虚弱、肺气不足、卫外不固等证型。鼻窦炎的中医治疗需根据生理和病理特点来分析。在呼吸系统中，咽、鼻是连在一起的，鼻窦凹陷的空腔里能够郁积分泌物，分泌物的郁积往往导致呼吸不畅，遇冷风后会头胀、酸痛。因此，通常说的"眉棱作酸"，实际上就是这种情况。

有位患者出现上述症状，伴咽周焮红、干燥疼痛，据病史记载常伴有口鼻血腥味及嗅觉丧失，此病情乃长期积累所致。慢性鼻窦炎患者容易感冒，气机不通畅，郁积日久则稍劳即发，病程迁延，时轻时重。该患者有痰热、肺气失宣，治宜宣肺通窍、散火、化痰泻热，可选用蔓荆子之类来治疗。

一诊处方：蔓荆子 6g，前胡 9g，牛蒡子 9g，桔梗 4.5g，生甘草 2.5g，辛夷 4.5g（包煎），玄参 9g，海蛤壳 12g（打碎），射干 4.5g，桑白皮 9g，瓜蒌皮 9g。7 剂。

二诊时，患者鼻流清涕减轻，鼻塞改善，故续用前方，酌加橘络。橘络善治肺经久咳、湿浊内停之证。其性善通肺络，对呼吸道不畅所致诸症亦有良效。

三诊时，患者鼻塞未除，清涕仍多，遂加薄荷炭治之。炒炭是中药炮制方法之一，即将药物炒（或煅）至外呈枯黑，内显焦黄，味转焦苦。现今中药炮制中较少提及炭法，但将中药炮制成炭，可降低药物挥发性，缓和峻烈之性，而保留药物功效。选用薄荷炭，因多数慢性鼻窦炎患者迁延日久，清涕难收，需燥湿敛涕。薄荷炭既具疏散之能，又兼收涩之功，将薄荷炒制后可减其辛散挥发之性，故用之。

三诊处方：薄荷炭 3g，前胡 9g，蔓荆子 9g，牛蒡子 9g，辛夷 4.5g（包煎），生甘草 3g，桔梗 4.5g，射干 4.5g，黄芩 9g，玄参 9g，海蛤壳 12g（打碎），橘络 9g。10 剂。

四诊时，在三诊方去牛蒡子、橘络、海蛤壳，加天花粉 9g。

四诊后，患者因外感风寒，旧疾复发，证属正气不畅、肺气失宣，遂予玉屏风散加沙参等药，益气固本，扶正祛邪。玉屏风散中，防风、黄芪、白术配伍，既可补气，又能燥湿利水，兼具抗菌消炎之效，非专事发散。三药相伍，可使脾气健运，肺气宣畅。慢性鼻窦炎后期，为巩固疗效、预防复发，当以益肺健脾为要，故方中加用沙参。此方名为辛胡甘桔玉屏汤，乃本人长期临床经验所得，用于治疗慢性鼻窦炎确有良效，既可宣肺通窍，又可益气固本。

另外，甘桔汤在治疗耳鼻咽喉的疾病中作用很大，辛前甘桔汤是治疗鼻窦炎的要方，其中辛夷散风宣肺而通鼻窍，生甘草泻火解毒、调和诸药，桔梗升清、祛痰、利咽、载药力上行。此方应用非常广泛。

附方

辛前甘桔汤

组成：辛夷 6g，防风 6g，前胡 9g，天花粉 9g，薏苡仁 12g，桔梗 4.5g，生甘草 3g。

功效：散风宣肺，开泄通窍。

第二讲　常见疔疖病

内容提要

　　本讲以鼻疔并发面颊蜂窝织炎、鼻疔并发多发性疖肿的病案为例，介绍了这些常见疔疖病的临床症状和体征特点，阐述了它们的病因、病机，以及治疗这些病证的常用方药和应用心得。

　　疔疖病是临床常见多发病，好发于面部及手足部。西医学大多把它归属于外科疾病。疔疖因为丹毒而有根有肿，或由几个小疔连成一片逐渐扩大开来。医生应当予以鉴别。

　　疔多发于面部、四肢末端，背部亦可见。面部肿胀的称为疔，系单个毛囊及其所属皮脂腺的急性化脓性感染，其根深坚硬如钉之状。

　　疖可分为两类：其一表现为浅表局限，形小而圆，红肿热痛不甚，易溃易敛，但易反复发作，此乃湿热蕴结所致；其二症见红肿热痛，病灶浅而高突，未化脓时易消散，已化脓则易溃易敛，此因热毒熏蒸、气血瘀滞而成。

　　疔疖多由单一病灶逐渐扩展而成，病灶间相互牵连，往往摸上去是硬的，局部是肿的，手按上去有痛感。因此，治疗要以清热解毒消肿为主，同时给予外用药。外用药可促进局部的炎症消减，内服药以清解里热、凉隔宣散为主，尤重凉血清热。

　　外用药可选玉露散，成分是芙蓉叶。另外，还有芙蓉散、芙蓉软膏两种外用药，其中加入了赤小豆与陈小粉，消肿的力量更强。赤小豆善消血积肿胀，陈小粉可遏制痈疡扩散并促其消退，二药相伍，作用更强。

　　有同学会问陈小粉是什么？陈小粉即面筋制备过程中所得的淀粉。面筋是小麦粉做的，将小麦放在水里洗，洗下来的水是白的，然后将其沉淀，再将上面的水分除去，留下的就是陈小粉。简单地说，陈小粉为小麦麸洗制面筋后澄淀之淀粉。以往外科临床中，到了夏天，小孩生热疖，肿起来了，医生将陈小粉与青菜汁搅匀，敷于热疖处，可使热疖能够不扩大，肿消下去。有时痰核，如淋巴结肿之类的，用陈小粉敷于患处，能够使痰核缩小。由此可见，陈小粉具有清热解毒消肿的功效。

一、鼻疖并发面颊蜂窝织炎

严某，女，16岁。1975年11月20日初诊。

患者左鼻翼处肿胀疼痛伴面颊部肿胀4天。曾经用青霉素、链霉素肌内注射2天，症状不愈。刻下见疖毒结于左鼻外侧迎香部，结块肿胀及于面颧，按之略硬而觉痛，脉、舌正常。西医检查：两耳、咽体征阴性，鼻中下甲不大，左鼻翼处肿胀突出，触痛明显，面颊部肿胀。西医诊断为鼻疖并发面颊蜂窝织炎。治宜清热、消散、解毒。

处方：赤芍9g，牡丹皮9g，蒲公英30g，紫花地丁12g，金银花12g，生甘草3g，黄菊花9g，黄芩9g，3剂。再用芙蓉叶粉30g，与蜂蜜和红茶汁调成糊状，敷于患处，每日1～2次。

11月25日二诊：服用3剂后，患者鼻疖已软，面颊红肿亦退，再给予清热、消散、解毒。用赤芍、牡丹皮、黄菊花、蒲公英、金银花、生甘草、连翘、紫花地丁、绿豆衣。外用芙蓉叶粉，与蜂蜜和红茶汁调成糊状，敷于患处，每日1～2次。

1975年12月9日随访，患者服药3剂后，症状全部消除，疗效显著。

该病案用药有以下两个特点。

一是使用紫花地丁。紫花地丁对鼻疖和面颊红肿消退疗效显著。该药苦、辛，寒，归心、肝经，功能凉血清热解毒、消肿排脓，是治疮疖痈肿之常用药。张师临证治疗疔毒疮疡，如热毒壅盛、血热痈疽、红肿焮痛时，常用紫花地丁，常配伍赤芍、牡丹皮、蒲公英、金银花、生甘草等，效果非常好。我们查阅中医古代文献，《本草纲目》中提到紫花地丁"主治一切痈疽发背，疔肿瘰疬，无名肿毒恶疮"；《本草正义》中说其"专为痈肿疔毒通用之药"。

二是使用芙蓉叶。张师常以芙蓉叶制成药膏外敷治疗疖肿。木芙蓉性平味辛，芙蓉叶和芙蓉花均可入药，均能清热解毒、凉血消肿排脓、生肌止痛。张师多将芙蓉药膏与内服药并用，可速消疖肿，效果很好。《本草纲目》说芙蓉花和叶"治一切大小痈疽，肿毒恶疮，消肿，排脓，止痛"。脓已溃或未溃的可将芙蓉叶研成末，调制后敷于患处，患者初起感觉清凉，后痛止肿消。对未成脓者，木芙蓉可清热凉血、消肿排毒；对已成脓者，可助脓液排出；已溃者可助脓液排出，促进疮口收敛。所以，芙蓉花和芙蓉叶是中医外科中经常使用的好药。

从西医学观点来看，木芙蓉含有黄酮苷、花色苷等成分。芙蓉花的水煎剂对溶血性链球菌有较强的抑制作用。芙蓉叶的水煎剂则对金黄色葡萄球菌有抑制作用。所以，一切痈疽疔毒，无论是已经脓溃的，还是未溃的，只要将该药敷于患处，即能消肿止痛、凉血解毒。用了该药以后，再加上内服药，将使病程大大缩短。

木芙蓉除了用于疔疖，还适用于肺热咳嗽、月经过多、白带过多、水火烫伤等疾病。

附方

1. 木芙蓉的内服法

（1）治咳嗽：芙蓉花 60g，猪心、肺适量，共炖熟后，加红糖 60g，食肉饮汤。

（2）治月经过多：芙蓉花、莲蓬壳等份，研末，每次 6g，1 日 3 次，米汤送服。

（3）治妇女白带多：芙蓉花 50g，鸡冠花 30g，水煎服，每日 1 剂。

（4）治疮痈肿痛：鲜芙蓉花 30 ～ 60g（干花减半），冰糖 15g，将芙蓉花加水煎煮，取汁加冰糖溶化，代茶频频饮服。

2. 木芙蓉的外用法

（1）治水火烫伤：鲜芙蓉花，晒干，研末，用芝麻油调匀涂患处。

（2）治腮腺炎：芙蓉叶，研末，用鸡蛋清调匀，敷患处，1 日 2 次。

（3）治乳腺炎：鲜芙蓉根、芙蓉叶等份，共捣烂，用白酒调敷患处。

（4）治痈疖脓肿：芙蓉叶、苍耳叶等份，研末，蜂蜜调匀，敷患处。

（5）治带状疱疹：芙蓉叶阴干研末，以米浆调涂患处。

（6）治痛风：芙蓉叶、芙蓉花各 30g，择净，放入药罐中，加清水适量，浸泡 5 ～ 10 分钟后，水煎取汁，放入浴盆中，待温时足浴，每日 2 次，每次 20 ～ 30 分钟，每日 1 剂，连续 2 ～ 3 周。

（7）治风湿：芙蓉花、桑寄生各 10g，择净，放入药罐中，加清水适量，浸泡

5～10分钟后，水煎取汁，放入浴盆中，待温时足浴，每日2次，每次20～30分钟，每日1剂，连续2～3周。

二、鼻疖并发多发性疖肿

张某，男，50岁。1977年5月24日初诊。

患者多发性疖肿始自两鼻孔，继则延及面部、颈项等处，1个月余。患者鼻子、颈后疖肿发作起伏，屡治不愈。刻下见颈项后疖肿化脓溃烂，疮口细小，脓流不畅，脉滑，苔淡薄。检查见除鼻疖外，颈项烧灼样疼痛，有脓性分泌物，气味臭，鼻前庭红肿隆起，人中穴偏右有疖肿，颈后正中局部有红肿，耳朵、咽部无异常。诊断为鼻疖并发多发性疖肿。证属热毒内蕴，治宜清热解毒。张师给予患者内服赤芍、牡丹皮、蒲公英、生甘草、金银花、天花粉、土贝母、绿豆衣；外治以药线引流，疮面外涂提脓丹。

二诊时，患者鼻口疖肿已退，唯颈后溃疡处脓泄初清，四周根软，脉滑，苔薄净。予上方加芙蓉叶9g，继续服5剂。外用药同前。

三诊时，患者颈后溃疡处脓泄已少，伤口亦浅，鼻腔部尚有疼痛感。此乃营分蕴热未清之故。再予清营泻热解毒。药用赤芍、牡丹皮、地骨皮、蒲公英、金银花、生甘草、芙蓉花、黄芩、天花粉。7剂。外用药同前。

四诊时，患者颈后溃烂已经愈合，鼻口部尚有热痛，但不肿胀。为防患于未然，再予清化以资巩固。药用赤芍、牡丹皮、金银花、黄芩、蒲公英、天花粉、生甘草、绿豆衣。7剂。外用青灵软膏敷于患处。

服药后，患者痊愈。1年后随访，患者情况良好，旧病没有复发。

该病案用药有以下四个特点。

一是使用绿豆衣。绿豆衣现在一般用得比较少。该药甘寒，能清热、消肿，是个比较好的药物。

二是使用天花粉。张师在治疗疔疮时使用天花粉比较多，前面的鼻窦炎也用了它。该药能够清热生津、消肿排脓解毒，入肺、胃两经。天花粉对疮疡未溃者有消肿之效；已经溃烂，脓出不畅的有排脓的作用。在中医文献中，《日华子本草》记载天花粉："通小肠，排脓，消肿毒，生肌长肉，消扑损瘀血。"《本草正》讲天花粉能够"最凉心肺，善解热渴。大降膈上热痰，消乳痈肿毒"。

三是使用土贝母。对多发性疖肿，张师常用土贝母。浙贝母中老的，颜色暗褐色的叫土贝母。该药的作用与浙贝母差不多。它苦辛，味辛能散郁，味苦能降火，具有消痈肿、清疮、消痰这些作用。《本草纲目拾遗》引《百草镜》记载：土贝母"味苦性平，微寒无毒，能散痈毒，化脓行滞，解广疮结毒，除风湿，利痰"。

四是外用青灵软膏。该药能祛腐，生肌，清热消肿。曾有位患者皮肤感染，颈前部绿脓杆菌感染，用过很多不同的药，感染始终不能控制，请张师看了以后，用了青灵软膏，这位患者的伤口很快就愈合了。所以，青灵软膏在中医外科中有很好的价值，这也是张师家传的一个经验方。

鼻疖和多发性疖肿在耳鼻喉科中经常遇见。鼻部有异常之后，会影响和牵涉其他部位，有时会向上、向内、向颈部窜行。所以，该病案先是疖肿在两鼻孔，然后扩散到面颧部和颈项。这种是一个接一个，最后成一串。疖肿溃烂之后，脓液不多，脓出不畅，疮口细小。有的有脓尖，中医叫脓头，但这个脓尖堵塞，挤又挤不出来，拿镊子去钳，可以拉出一点。这类多发性热疖在西医学上属于毛囊炎范畴，但是它的部位多在发际。中医认为主要是血分郁热，热毒内蕴。这位患者1个多月一直不好，因此除了内服清解血分郁热、排泄脓毒的中药，必须外用药物配合治疗。

外治采用药线引流。药线一般是用桑皮纸、丝棉线做的，依疮口大小裁成阔狭长短不同的纸条，搓成线状，沾上提脓丹，放在溃疡入口处。它能把药吸引到里面，起到引流提毒、祛脓水的作用。有的创口小，必须将药线插到溃疡内部，使疮口通畅，利用引流的作用，促使脓水排泄出来。

接下来的治疗是再予清化以资巩固，此时外用的是青灵软膏。将该软膏涂在纱布上，敷于患处，可祛腐，又能消肿。青灵软膏的组成药物主要是煅石膏、海螵蛸、青黛等，将这些药物研成粉末，用凡士林调成药膏。该软膏也可以用于一般皮肤红肿热痛，或治疗丹毒等。另外，放射治疗导致皮肤结痂，焦痂脱落后，出现腐烂流脓水，青灵软膏能使疮面收缩，炎肿消除。另外，乳癌局部出血，经常渗液，可将青灵软膏加朱粉（铅粉）一起应用，既可使乳房出血减少，又能止痛，还能减少脓水。所以，青灵软膏的应用比较广泛，并不是局限于疖肿这一种疾病。

附方

1. 玉露散

组成：芙蓉叶不拘多少，研末。

功效：治流火，丹毒，疮痈诸毒，紫赤腐烂，及一切热毒之症。

用法：用金银花露同蜜调，或以菜油调敷。

2. 芙蓉散

组成：芙蓉叶 500g，赤小豆粉 60g，陈小粉 60g（炒焦黄），共研细末。

功效：清热消散。

用法：将细末过筛，用茶叶汁、蜂蜜适量调成糊状，敷于患处，每日换药 1～2 次。

3. 芙蓉软膏

组成：芙蓉散加入黄石脂内（约 5：1）调匀。

功效和用法：同芙蓉散。

4. 提脓丹

组成：煅石膏 15g（尿浸水飞），人中白 9g，铁儿茶 9g，玄明粉 15g（风化），轻粉 4.5g，青黛 4.5g（水飞），三梅片 1.5g。

功效：提脓拔毒。

5. 青灵散

组成：煅石膏 30g，海螵蛸 9g（去硬壳），青黛 3g，牛黄 0.6g，珍珠粉 18g，三梅片 1.5g。

功效：清热消肿，祛腐生肌。

用法：除梅片外先将上药共研成细末，过筛后，再加入梅片研匀，用瓶装，封固。

6. 青灵软膏

组成：青灵散加入黄石脂内（5：1）调匀。

功效：同青灵散。

用法：撒于纱布上敷患处，每日 1 次。

第三讲　眩晕症

内容提要

本讲通过病案分析，介绍了眩晕症的临床症状和体征特点，阐述了该病的病因、病机，以及治疗该病证的常用方药和应用心得。

眩晕是目眩和头晕的总称。眼花、视物不清或昏暗发黑为眩；视物旋转，甚至天旋地转、不能站立为晕。因两者常同时并见，故称眩晕。针对眩晕症，张师常用天麻钩藤饮和温胆汤来治疗，部分患者效果非常显著。

先看一个病案。

李某，女，40岁。1975年12月22日初诊。

患者眩晕反复发作10多年，症状较轻，近2周突然眩晕阵发，头晕目眩，不能转动，恶心呕吐，颈项牵强。脉缓带滑，舌苔白腻。大便秘结，4天未行，小便灼热，白带腻黄。反复尿路感染四五年。证属风阳上扰，痰热互阻。治以平肝和胃化痰，清热通腑。方用天麻粉（蜂蜜调服，分2次用）、钩藤、蒺藜、夏枯草、苦丁茶、制半夏、胆南星、陈皮、茯苓、炒枳实、炒莱菔子，脾约麻仁丸，2剂。

二诊时，患者头晕目眩稍减，两目直视时眩晕比较少，但两目转动时眩晕加重，大便6天未解，腑气窒塞不行，脉滑，苔薄，面红。此风阳未平，湿热未清。在原方基础上加减，用天麻粉、钩藤、蒺藜、夏枯草、苦丁茶、茯苓、炒莱菔子、炒枳实、陈皮、泽泻，脾约麻仁丸，再服5剂。

三诊时，患者眩晕基本上好了，但两目不能多转动，不能久视，脉弱按之力不足，苔白腻，大便已解，小便热痛感已轻，但色仍黄，白带多并发黄。证属风阳未平，上虚下实，体虚不复，湿热未清。仍需标本同治，平肝息风。方用天麻粉、蒺藜、钩藤、沙苑子、夏枯草、赤茯苓、泽泻、萆薢、生薏苡仁、炙海螵蛸、陈皮，

3剂。

1年后随访，这位患者的头晕没再发作，尿路感染1年中也没有复发。

该患者是用天麻钩藤饮合温胆汤来治疗的。

一方面，"诸风掉眩，皆属于肝。"从病因上看，肝阳会导致眩晕，肝阴不足、虚阳上犯与肝火抑郁是要区分的。大多数患者伴有恶心、呕吐，所以有人说无痰不眩，无火不晕，当然问题集中于"痰"字上。该患者因风阳夹痰、上扰清空而发病，因此用天麻钩藤饮加减。天麻与钩藤同用，既能清热，又能息风。其中，天麻不用煎剂，而以天麻粉入药来平肝息风。临证时，张师常再加贝壳类药，如石决明，这类药有消痰化瘀、软坚散结、清肝明目的功效。有些患者同时有呃逆、呕吐、痰多等，过去有用旋覆代赭汤的，但是眩晕不一定要用重镇的药，大多用清燥的药即可。

另一方面，我们用温胆汤来治疗咳嗽，理气化痰。温胆汤由二陈汤化裁而来，里面有半夏、陈皮、茯苓、甘草、枳实、竹茹，再加生姜、大枣，主要是清胆和胃、理气化痰。温胆汤中的枳实、竹茹是凉性药，而半夏、陈皮是热性药，两者配合运用则清热而不寒，化痰而不燥。方中的制半夏燥湿化痰，和胃止呕；陈皮理气化痰，气郁则生痰，气理顺了则痰也化掉了；茯苓健脾利湿。

诸药共用，效果显著。所以，天麻钩藤饮与温胆汤同用，既能降逆，又能息风平肝。

临证时，还可用胆南星。该药是天南星的细粉与牛、羊或猪胆汁经加工而成。它清热化痰、降逆的作用比植物药要好，并有息风定惊的作用。该患者出现的眩晕症状是肝气引起的，因此除了用天麻钩藤饮化痰清热，还可用决明子清肝明目。肝经郁遏，目视会模糊不清，往往会发生头不敢转或动，只能直视，如果一转一动就要昏倒了。所以，用药要以平肝清热为主。如果眩晕，胃气上升，舌苔不腻，则必须要用半夏。半夏不单单能化痰，还能降逆止呕，降逆的作用是较好的。

西医学的耳源性眩晕也属于我们中医"眩晕"的范畴，中医将它分为虚实两类。本病临床多见，发作频繁，病程迁延，常见病程长达10年以上，平时可因劳逸不当而发作。

再看一个病案。

陈某，女，18岁。1976年2月10日初诊。

患者因突然眩晕，恶心3天，不能睁眼视物及站立，门诊治疗无效，于1976年2月8日入院。入院时检查：患者神志清楚，头位始终偏于右侧，不敢转动，否则即感到周围景物旋转；面色较黄，两耳、鼻咽部未见异常；眼球震颤Ⅰ度；血、尿常规检查均正常。拟诊断为内耳性眩晕。故请张师会诊。诊见：患者头昏，不能转动，偏右侧睡，动则作恶，欲吐；右目复视，目珠虽清，但瞳神较暗淡；脉弦滑，轻按力不足，舌苔根腻，舌边尖红；大便4天未解。证属胃肠热积，肝阳上亢。治以清热通腑，平肝和胃。方用生石决明、珍珠母、生白芍、蒺藜、沙苑子、决明子、青葙子、夏枯草、苦丁茶、火麻仁、郁李仁、炒竹茹，3剂。

二诊时，患者头晕恶心、右目复视的症状已减轻，但走动时尚感头晕目眩，脉弦滑，舌尖红，苔滑腻；眼球震颤Ⅰ度；大便已解。上方去竹茹，加绿豆衣，继续服5剂。

三诊时，患者头已经能够转动，右目复视基本消失，脉滑，按之有力，舌苔薄滑，舌尖红亦退。再给予平肝，佐以扶正。方用珍珠母、蒺藜、生白芍、沙苑子、决明子、夏枯草、苦丁茶、党参、茯苓、钩藤，5剂。

四诊时，患者已能起床活动，眼球震颤消失，眩晕已平，大便已恢复正常，体力尚未恢复，神疲乏力，食后胃中不适，并有恶心感，脉细滑，舌苔薄滑。再予扶正，平肝和胃。方用党参、蒺藜、生白芍、沙苑子、茯苓、焦白术、陈皮、钩藤，7剂。

患者于1976年2月21日带上述7剂出院。后来又进行了随访，患者情况很好。

这个病案中，张师用了石决明、珍珠母，平肝潜阳，清热明目，还用了苦丁茶。张师治疗很多疾病都会用苦丁茶，但该药在传统药物学典籍中记载较为简略。苦丁茶多采产自安徽，经过凋萎、杀青、揉捻、干燥等工序制成。该药辛苦、甘凉，入肝、胆经，能够散风热、清头目。张师常用该药治疗头痛、眩晕。因其味苦，苦能降逆，故对改善耳源性眩晕疗效显著。

张师诊治耳源性眩晕经验丰富，将其分为两类：一类用天麻钩藤饮合温胆汤治疗；另一类用石决明、珍珠母、钩藤、苦丁茶等平肝息风明目的药治疗。

该病案与上一个病案相比，前面那个患者患病10年以上，属肾虚型，所以不用石决明、珍珠母这类药；该案患者以恶心要吐、不能转动为特点，因此用石决明、珍珠母等清热平肝潜阳，同时用青葙子、苦丁茶、夏枯草等清利头目、平肝清热。患者头晕目眩，不能转动，病位在肝。如果肝经郁热，而见泛恶，腑气不畅，要用清泻的药物，治以平肝潜阳清热。因此，针对大便 4 天未解，虽然可以用苦降通便的方法，但患者还有恶心呕吐，如果单用苦降泻下之法，恐火热不能解，或大便虽然得解，却损伤正气。故用火麻仁、郁李仁润肠而达到通便的作用，同时可以平息上面的肝阳。经过这样的治疗，患者动则作恶、欲吐减轻了。三诊时，患者头能够转动了，但还有些虚的症状，需要扶正，故加用党参，之后再加白芍、茯苓、白术等，益气健脾，平肝和胃。

附方

1. 天麻钩藤饮

组成：天麻 9g，钩藤 12g（后下），栀子 9g，石决明 18g（先煎），黄芩 9g，川牛膝 12g，杜仲 9g，益母草 9g，桑寄生 9g，茯神 9g，夜交藤 9g。

功效：平肝息风，清热活血，补益肝肾。

2. 温胆汤

组成：生姜 12g，半夏 6g，陈皮 9g，茯苓 5g，竹茹 6g，枳实 2 枚，甘草 3g，大枣 1 枚。

功效：理气化痰，清胆和胃。

第四讲　常见耳病

内容提要

　　本讲以急性外耳道疖并发化脓性中耳炎、耳郭软骨膜下积液、耳郭软骨膜炎并发头面部蜂窝织炎、分泌性中耳炎并发耳咽管阻塞 4 个典型病案，介绍了这些常见耳病的临床症状和体征特点，阐述了它们的病因、病机，以及治疗这些病证的常用方药和应用心得。

一、急性外耳道疖并发化脓性中耳炎

赵某，女，25 岁。1975 年 11 月 25 日初诊。

患者左耳痛痒 2 周。于外院检查发现左外耳道皮肤肿胀，牵引耳郭作痛，耳屏压痛明显，耳下淋巴结肿大，并有压痛感，曾在门诊用 1% 酚甘油滴耳，银黄注射液针剂肌内注射等，但未愈。近四五天，可见外耳道有脓性分泌物溢出，伴低热 37.7℃，于 1975 年 11 月 25 日入院，诊断为急性左外耳道疖并发化脓性中耳炎，请张师治疗。诊见左外耳道口化脓肿胀疼痛，头晕胀痛，作恶欲吐，脉滑，苔薄。证属热毒蕴结凝滞，上侵耳窍。治宜清热消肿排脓。张师用以下中药：赤芍、牡丹皮、芙蓉花、土贝母、黄菊花、蒲公英、金银花、连翘壳、生甘草、桔梗。4 剂。

二诊时，患者体温已恢复正常，左耳痛明显减轻，左外耳道见脓性分泌物排出，肿胀渐退。继服上方 4 剂。

三诊时，患者左外耳道肿胀消退，虽仍有分泌物，但无化脓，脉滑，苔淡薄。再予清化余毒。方用赤芍、牡丹皮、黄菊花、蒲公英、金银花、桔梗、生甘草、绿豆衣。

患者服用 2 剂药后，以上症状消失，于 12 月 3 日出院，病痊愈。

该患者属急性外耳道疖肿。疖肿分化脓性和非化脓性两种。本例外耳道溢出黄色脓性分泌物，西医学诊断为化脓性中耳炎。其病机主要为血分郁热，热毒蕴结，上犯耳窍，致脓液外溢，治当清热解毒排脓。

方中赤芍、牡丹皮、芙蓉花、土贝母对疔疮、肿疡、热疖能够起到清热消肿化痰（脓）的作用，金银花、蒲公英、黄菊花可用于泻火解毒。其中，赤芍、牡丹皮配伍，赤芍能凉血、清热、破瘀，牡丹皮能凉血、清热、宣散。在治疗慢性咽喉炎时，张师多将赤芍、白芍，与牡丹皮同用。慢性咽喉炎多见咽喉干燥，灼热，微痛，咽部充血，这种情况不能过用苦降清热的药，故张师往往将赤芍、牡丹皮一起用，以清血分热。芍药以其根入药，有赤芍和白芍之分。赤芍味苦，性凉，具有化痰、止痛、凉血、消肿的功效，对肠风下血、月经不调、自汗盗汗、目赤肿痛、腹痛、胁痛等症有较好的治疗效果。白芍性凉，功效与赤芍基本相同，传统上多用于阴虚发热、自汗盗汗、头晕头痛、胸胁疼痛、痢疾腹痛、阑尾炎腹痛、腓肠肌痉挛、痛经和月经不调等症，且经证实炒白芍主养血，生白芍主平肝。

另外，要特别提出来的是连翘壳。该药可以清热解毒，散风，本案用之甚为妥帖。连翘辛凉、味苦，清轻上浮，能够治上焦之热，解毒消痈。连翘心在中医内科中大多用于清热，凡人心中郁热，心火旺，睡眠不够好，常可与黄连配伍，以泻心经之火。连翘壳能消肿、清热、宣散，多用于外科，是一个比较好的药。《本草纲目》对连翘、连翘壳也有介绍，认为它能够起到排脓、治疮疖、止痛、散诸经血结气聚、消肿、泻心火、除脾胃湿热的作用，"十二经疮药中不可无此，乃结者散之之义……连翘状似人心，两片合成……诸痛痒疮疡皆属心火，故为十二经疮家圣药"。

外科需要辨证，不但要辨证型，尤需详察外面见症。比如，红肿热痛的范围；脓液是稀薄的，还是稠黏的；有脓尖还是没有脓尖；痈肿是软的还是硬的。这些症状在诊病时都是要考虑的问题。

二、耳郭软骨膜下积液

先看一个病案。

朱某，男，28岁。1976年11月11日初诊。

患者右耳郭胀痛 1 个月余，伴头痛。患者先后 3 次抽出黄色黏液，现右耳郭肿胀，按之柔软，皮色正常，但有胀痛感，呼吸不畅，略有堵塞感，平时睡眠欠佳，脉弦滑，舌质红。检查：两耳膜正常，右耳郭、耳轮及舟状窝均肿胀明显，按之根软，无压痛，界限不清，鼻黏膜充血较明显。诊断为右耳郭软骨膜下积液。证属肺脾热蕴，痰瘀凝滞。内服方用赤芍、白芍、牡丹皮、当归、桔梗、生甘草、夏枯草、黄芩、知母、泽泻。5 剂。外用青灵软膏涂于纱布上，敷于耳部患处，每日更换 1 次。

1976 年 11 月 27 日二诊：5 剂服完，药后没有什么不舒服，经检查右耳郭肿胀范围缩小，变硬。按上方继续服用 10 剂。

1976 年 12 月 27 日三诊：右耳郭积液完全吸收。

后于 1977 年 1 月 12 日随访，病情未复发。

耳郭软骨膜下积液的临床特征为患处明显肿胀，触之柔软，无硬结。西医学治疗多采用抽液法，但抽后易复发，难以彻底消退；若行手术切开，则切口不易愈合。中医将此病归入"流痰"范畴。《外科医案汇编》载："痰凝于肌肉、筋骨、骨空之处，无形可征，有血肉可以成脓，即为流痰。"流痰是发生在骨与关节的慢性化脓性疾病。若迁延不愈，可转为结核性病变，即西医学所称骨与关节结核。其溃后难敛，系因积液久滞所致，故名"流痰"。

本病病机多责之痰湿，多因肺失肃降，脾失运化。肺主气，司呼吸，主宣发与肃降，主通调水道，朝百脉，主治节。如果肺的功能失调则会导致津液输布代谢障碍，水湿停留或痰浊内阻。如果脾运化升清功能异常，运化水液功能减弱，也会导致水液在体内停滞，形成痰饮、水肿。那么，津液分布不流畅，郁结起来就形成此病。治宜和营，清热，化痰。

张师认为该病属肺脾热蕴，痰瘀凝滞。初诊方药服后，症情平稳，故后续诊次均守方继进，终使耳郭软骨膜下积液全消，获效显著。

本案用了甘桔汤。桔梗不仅为喉痹要药，亦为外科常用药。其味辛苦，性微温，入肺经，具升提之性。桔梗能治头痛，除鼻塞，同甘草可疗喉痹、解疮毒，还能够消痈肿。桔梗还能理气活血。凡气血凝滞致痰饮壅塞者，得桔梗则气行血活，痰瘀自消。桔梗，苦能泄毒，辛可散肿，故为治疮疡痈肿之要药。甘草亦具清热解毒、祛痰止咳之功。故外科临证常将桔梗与甘草配伍使用。

再看一个病案。

刘某，男，52岁。1976年7月8日初诊。

患者右耳郭肿胀伴头痛22天，曾在门诊用抗生素、抽液、理疗等治疗，不见好转，后因穿刺抽液继发感染，于1976年7月5日收住院治疗。检查：右耳郭、耳轮、对耳轮及舟状窝均红肿明显，界限不清，两耳壁无异常，血压正常，血、尿常规正常。诊断为右耳郭软骨膜下积液并发感染。于1976年7月8日请张师会诊。患者右耳郭边缘内耳庭红肿作痛，按之微软，内有积液。脉细滑，苔薄腻。属瘀血湿热之毒蕴结于耳。内服方用赤芍、牡丹皮、紫花地丁、黄菊花、金银花、连翘壳、芙蓉叶、生甘草、黄芩、牛蒡子。6剂。外用芙蓉软膏敷于患处，每日更换1次。

1976年7月15日二诊：患者经服和营、清热、消肿中药及外敷药治疗后，耳轮肿胀基本消退，唯耳后尚有轻微痛感，按之根脚绵软。脉细滑，苔薄净。再以原方踵进。内服方用赤芍、牡丹皮、金银花、连翘壳、天花粉、黄菊花、生甘草、紫花地丁、黄芩、绿豆衣。7剂。外用青灵软膏敷于患处，每日更换1次。

服用2剂后，患者病情已经稳定，于1976年7月17日出院，嘱其续服上药，然后门诊治疗。

1976年7月26日三诊：患者右耳郭边缘肿胀基本消退，耳下垂部尚有微肿，太阳穴部位疼痛。此是余毒未清，再予清化解毒消肿。内服方用赤芍、牡丹皮、生薏苡仁、金银花、生甘草、蒲公英、黄菊花、佩兰梗、青蒿、绿豆衣。7剂。外用药同前。

1976年8月1日四诊：患者右耳郭软骨膜下积液肿胀已基本消退，但耳郭后及耳庭内余毒未退，按之绵软，软组织疏松。脉滑，苔薄腻。治宜合营消肿解毒。方用赤芍、当归、牡丹皮、炙山甲（现用代用品）、忍冬藤、黄菊花、紫花地丁、生甘草、生薏苡仁。再予7剂。

该患者没有复发，情况比较好。

该病案中的"耳郭软骨膜下积液并发感染"与前一个病案中的"耳郭软骨膜下积液"同样是积液，但有不同之处。两者用药大体相同，都用了赤芍、牡丹皮、金银花、连翘壳等药。但前病案患者患处不红肿，按之软绵觉痛，积液微黄稀薄，属瘀热流痰，主要是积液停滞郁结，未发炎化脓；而本病例因抽液引发感染，患处明显红肿，炎症波及耳道及内耳庭，属郁热加湿热蕴结并感染。中医对此类疾病慎用切开法，因其中没有脓液，是黄而深褐的黏腻的积液，说明郁重。

本病案使用了炙山甲。该药为中医外科消肿之常用药，功擅消痈疽肿毒，善穿经络，入营分。若已成脓者，可促其排脓；未成脓者，能消肿散结。于外科诸症中，凡痈肿将溃时，常将炙山甲与皂角刺配伍使用，以化脓托毒，助脓液外泄。若炙山甲不与皂角刺同用，而与僵蚕等药相配，则长于消肿散结。炙山甲攻散之力较强，为消痈肿之要药。《本草纲目》载："方用或炮，或烧，或酥炙、醋炙、童便炙，或油煎、土炒、蛤粉炒，当各随本方，未有生用者。仍以尾甲乃力胜。"本案患者因反复抽液致感染，然未出现严重并发症，用此药起到了明显的效果。

该病案还使用了青蒿、佩兰梗，此二味为中医外科治疗湿郁重证之常用药对。因患者既见患处红肿，又逢暑热夹湿之时令，故投以此二药。

青蒿是苦寒药，入肝、胆经。它气味芳香，所以也叫香青蒿。青蒿虽然是苦寒药，但是不伤脾胃，有清解暑邪、宣化湿热的作用，祛热化湿不伤阴。在内科中，青蒿能够入血分，往往与柴胡同用退虚热。此类虚热有的为低热，有的为劳损后发热不清，治疗上多不能用攻散，只能用清泄，此外，久郁者可用青蒿清营消肿，入血分疏散虚热。在外科中，青蒿主要是化湿、散瘀，也可与清热药一起用。《本草正义》中说青蒿"善解暑热，清肝肾三焦血分之火伏留骨节"。在《通俗伤寒论》中，青蒿也可用于解外感湿热之邪。在《本草分经》上面也提到青蒿，它能够入肝胆血分，疏散肝胆血分的热邪，邪祛则血不郁，能够治疗血中的瘀热。

气不宣通用佩兰梗。既能够活血，又能够通气，这里的佩兰梗是起这个作用。

刚刚介绍了同是积液，但用药有所不同的两个案例。从中可以看出，中医要按照不同的证型，按照关系、时间等，辨证施治。以上两个病案，一个红肿，另一个不红肿，一般来说红肿的容易好。如果久治不愈，时间一长，积液未抽、未治、未收，一旦溃破，则会久不愈合，然后形成耳漏。例如，乳腺炎，可发展成为乳痈，长期不好，成为乳漏；又如肛门溃疡，长期不好会成为肛漏。"耳郭软骨膜下积液并发感染"之所以被称为"耳漏"，是因为该病证很可能在溃破后愈合不良而成为"耳漏"，不能愈合。

三、耳郭软骨膜炎并发头面部蜂窝织炎

刘某，男，53岁。1976年3月18日初诊。

患者右耳郭湿疹，继而出现肿胀作痛，伴高烧怕冷已4天。曾用庆大霉素未见好转，于1976年3月17日入院。于3月18日请张师治疗。患者右耳郭因湿疹感染引起肿胀作痛，延及两侧焮红，表皮有小疱，头胀，发热38.9℃，大便两日未解。脉滑数，苔薄黄。检查见右耳膜完整，外耳道无异常；左耳、鼻、咽无异常。证属风热侵营，大头瘟证。治宜疏邪、清营、解毒。内服方用赤芍、牡丹皮、板蓝根、黄芩、栀子、薄荷、荆芥、牛蒡子、黄连、火麻仁、瓜蒌仁、生甘草、蒲公英、金银花。3剂。外用青灵软膏涂在纱布上，敷于患处，每日更换1次。

患者服药1天后，发现右耳郭软骨膜红肿继续扩散，波及后方达乳突部，前方一直到颧弓，发烧38.4℃，医嘱继续服药。

二诊时，患者烧已退，大便通畅，大头瘟肿胀蔓延至耳后，并向面部扩展，表皮有水泡形，咽部也有充血。脉滑数，舌质红，舌下青筋肿胀。再予清营解毒。方用赤芍、牡丹皮、大青叶、板蓝根、黄芩、栀子、牛蒡子、金银花、连翘、生甘草、黄连、蒲公英。3剂。

三诊时，患者右耳郭疼痛消失，红肿明显消退。脉象右滑左细，舌苔正常。仍按原方继续服用4剂。

3月27日，患者病情稳定，未言有所苦痛，停药观察2天，于3月29日痊愈出院。

该患者入院时情况危重，有高烧，耳郭弥漫性肿胀，继而延伸到面部、耳后。经过治疗后，患者情况一天比一天好转，且软骨没有受损，耳郭没有变形，疗效非常满意。该病案为我们临床上诊治耳郭软骨膜炎提供了一个有效的方法。

本案属于中医的大头瘟证。大头瘟证是温热病中的一个病证，是因感受风热邪毒而引起的以头面部红肿胀、发热为主要特征的疾病。它的传变顺序是先从头面部、耳郭、额骨开始，随后常有头面部水疱，并且伴有发热，常为38℃左右，热度不是很高。若39℃以上应当注意与水痘鉴别。该患者右耳郭表皮有小疱，并有湿疹且肿胀作痛，延及面部两侧焮红，头胀，发热，所以属于大头瘟。

大头瘟的治疗，一般多用黄连解毒汤和普济消毒饮。该病案的方药主要就是从黄连解毒汤和普济消毒饮中挑选出来的。我们耳鼻喉科治疗这个病，需要从温病学方面来考虑，同时结合耳部症状一起分析，辨证论治。

该病案中使用巧妙的几味药是黄连、板蓝根和栀子。

黄连常用于口腔溃疡以及舌的溃疡，可以清心火。在该病案中，黄连与板蓝根、栀子配合起来用，加强了药效，起到了明显的作用。黄连是一个苦寒的药，入心、肝、胆、胃、大肠经，有清热、燥湿、泻火、解毒的作用。对热毒疮疡，可配合赤芍、牡丹皮同用，起泻火解毒的作用。也有人认为黄连是治火的主药。《珍珠囊》中提到"诸疮必用"黄连。《外台秘要》的黄连解毒汤也是用黄连治疗热病疮毒。西医学认为，黄连对大肠杆菌、绿脓杆菌、葡萄球菌、溶血性链球菌、痢疾杆菌等都有较强的抗菌作用。

板蓝根是比较常用的药，味苦，大寒。它有清热解毒、凉血的作用，可用于丹毒、咽喉肿痛、口疮、肿毒等症。热毒散发于肌肤而生丹毒、疮痈、热疖，可用板蓝根清血分的郁热。西医学也证实了板蓝根的广谱抗菌作用，其对溶血性链球菌、金黄色葡萄球菌、大肠杆菌等都有抗菌作用。还有研究者观察到板蓝根有加强人体吞噬细胞吞噬细菌的能力。该病案第二诊时，将板蓝根和大青叶一起用。大青叶就是板蓝根的叶，既能清热，又能消炎；根凉血清热，解毒作用很强。根和叶同用，加强了清瘟、消炎、解热的作用。

栀子也是苦寒的药，入心、肝，归胃经，能够轻清上行、清热泻火、凉血解毒。该药也可用于热毒湿火引起的疮疡肿毒，既清气分热，对外感热病、表里有热能够起到散解的作用，又可以清血分热。

四、分泌性中耳炎并发耳咽管阻塞

先看一个病案。

董某，男，10岁。1976年6月17日初诊。

患儿听力不佳伴两耳有阻塞感1年。平素患儿易感冒鼻塞，曾做过增殖体刮除术及耳咽管吹张术，并进行 α–糜蛋白酶、强的松、抗生素等治疗无效，曾行右耳穿刺抽出黄色黏性液体，诊断为分泌性中耳炎并发耳咽管阻塞。脉细滑，苔淡薄。

证属湿阻清窍。治宜淡渗通气。方用藿香、佩兰梗、桔梗、生甘草、石菖蒲、生薏苡仁、金银花、蒲公英。7剂。

二诊时，患者两耳听力增进，左目白轮充血，但视力无妨。上方去藿香、石菖蒲，加赤芍、牡丹皮、黄芩、黄菊花。10剂。

1978年4月29日，患者因他病来医院诊治，得知服药后症状消失，听力转佳。

再看一个病案。

黄某，女，44岁。1977年3月29日初诊。

患者1年来左耳阻塞，低头时便感耳胀痛。诊断为分泌性中耳炎并发耳咽管阻塞。曾行门诊鼓室抽液3次不愈，要求中医药治疗。患者头部转动时觉耳塞似跳，向左侧转动时尤甚，且有胀感，有积液；平时心悸，口腻作干；白带秽气难闻；脉弦滑。检查：鼻下甲肥大充血，鼻咽部未见异常，咽部阴性，两耳膜完整，左耳膜凹陷略充血。证属心肝两经失调，湿热互阻。治宜平肝养心，渗湿泻热。方用生白芍、牡丹皮、丹参、当归、夏枯草、黄菊花、生薏苡仁、炒薏苡仁、泽泻、海螵蛸、远志、柏子仁。7剂。

二诊时，患者服药后左耳阻塞胀痛等诸症均有好转，再予原方继服7剂。

1977年6月随诊，患者症状及体征基本消失。

有许多分泌性中耳炎是由于耳鼻咽管阻塞，长期不愈，因湿热、积液或湿肿所致，中医称之为耳痹。分泌性中耳炎的主要症状是听力减退，容易感冒、鼻塞，病因是气机闭塞不畅。所以，治疗用药除清热作用外，还应配伍藿香、石菖蒲等。藿香和石菖蒲并用，既能芳香行窍，又能化湿豁痰辟秽，可使体内气机通畅。一般认为听力不好是渗出引起的，但是有时湿郁浊阻于清窍，听力也要衰退。这是第一个病案。

第二个病案涉及心、肝二经。患者系女性，长期有心慌、心悸等心系症状。遇到女性患者，因为生理的关系，我们中医必须在问诊时问一些问题。如白带有没有？月经正不正常？这是与男性患者问诊的不同之处。这位女性患者白带有异味，肯定是湿阻郁热，再加上长期心慌心悸，所以属于心肝二经同病。此外，湿热证也与脾密切相关。所以，本案用药与第一个病案不同，用远志、柏子仁养心，用牡丹皮、白芍益阴清热。里边还有一味海螵蛸，可以治疗白带多、遗尿等，对于分泌性中耳炎也能起收湿敛疮之效。胃酸过多的胃溃疡，可将海螵蛸与浙贝母一起用，可使溃疡面收缩。海螵蛸可止酸，收缩溃疡面靠浙贝母。

同样是分泌性中耳炎，以上两个病案各有不同，主症不同，病因不同，因此，要从各方面全面考虑，辨证施治需要局部与全身相互结合，注意整体观。

附方

1. 甘桔汤

组成：甘草、桔梗、麦冬各 30g。

功效：清热化痰，养阴排脓。

2. 黄连解毒汤

组成：黄连 9g，黄芩 6g，黄柏 6g，栀子 9g。

功效：泻火除烦，清热利湿，凉血解毒。

3. 普济消毒饮

组成：黄芩 15g，黄连 15g，陈皮 6g，甘草 6g，玄参 6g，柴胡 6g，桔梗 6g，连翘 3g，板蓝根 3g，马勃 3g，牛蒡子 3g，薄荷 3g（后下），僵蚕 2g，升麻 2g。

功效：清热解毒，疏风散邪。

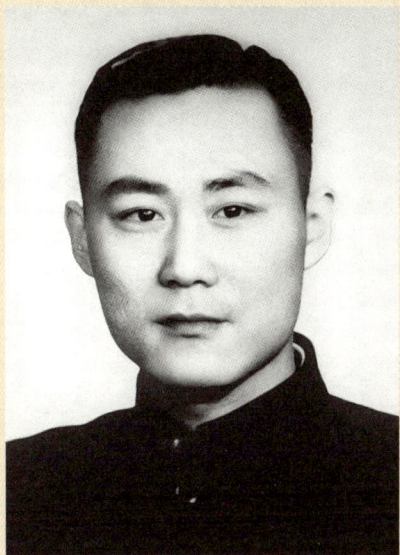

黄莘农简介

　　黄莘农（1928—2009），好岐黄，自幼聪明好学，诵读《黄帝内经》《伤寒论》《金匮要略》等中医经典医籍；稍长，随父亲黄冕群学习家传喉科诊治经验；20岁时，继承家学衣钵，成为无锡黄氏喉科第九代传人；后与父亲共同创建无锡市中医院中医喉科。黄莘农对家传秘方"响声丸"进行修改与剂型改良，疗效得到显著提升，后将此方无偿捐献给无锡中药厂，更名为"黄氏响声丸"。黄氏响声丸1985年投放市场，2000年被列入《中华人民共和国药典》，2009年成为唯一入选《国家基本药物目录》的咽喉类中成药。

　　黄莘农医术精湛，医德高尚，连续五届担任无锡市政协委员，被列入《中国当代中医名人志》。

第一讲　中医喉科概要

内容提要

中医喉科是中医学的特色专科之一。本讲重点论述中医喉病的临床特点、喉科病证的发病机制、辨证要点，以及外感喉病的常用方剂与运用要点。

刚才主持人向我简单地介绍说今天在座的都是喉科的专业工作者，我的知识比较肤浅，仅一点皮毛，有讲得不对的地方请大家指正，共同学习。

一、中医喉科概况

中医喉科是中医学的重要组成部分。它涵盖了咽喉和口腔的疾病，包括口、唇、舌等各方面的病证。由于咽喉是呼吸和饮食的通道，所以咽喉病的发病率还是很高的。历代医家对此颇为重视，促使中医喉科较早发展成为独立专科。

中医喉科与内科、外科、妇科、小儿科一样，都是在中医理论指导下来进行诊断与治疗的。喉科疾病虽然发生在局部，但是与全身整体都有密切的联系。全身的疾病能在咽喉部位反映出来，咽喉部位的疾病也会影响全身。因此，诊断与治疗要从整体出发，同时也要注意局部处理。整体与局部相结合的治疗方法是中医喉科诊疗的特点。

二、咽喉口腔与脏腑经络关系

为了要弄清和认识疾病，或者要做好诊断与治疗工作，必须首先充分理解咽喉部位以及其与脏腑的联系。我们知道，喉科病变可发生于喉上、喉中，那就是要熟悉咽喉与口、舌、唇、齿以及人体内脏的重要联系。就拿十二经脉来说，十二经脉除了足太阳经，其余都是与咽喉口腔相联系的。这里我对每条经络的循行路线就不细说了，因为中医学的经典著作中都可以考查到。

咽喉与脏腑的联系经典医籍中有明确论述。比如，《黄帝内经》说"咽喉者，水谷之道也。喉咙者，气之所以上下者也。会厌者，音声之户也"，"咽喉、小肠者，传送也"。由此可知，咽喉相当于五脏的入口，位于肺胃之上。

喉属于肺。精微物质由喉入肺，由肺入心，由心入脾，由脾入肝，由肝入肾，沟通五脏，川流不息。人体生命活动赖呼吸、饮食维系。呼吸摄天阳（氧气）入肺，饮食纳地阴（水谷精微）入胃。具体而言，喉咙吸天阳入肺，饮地阴入胃。地阴由胃入小肠，直至变成糟粕，渗入膀胱、大肠，沟通六腑，所以是"泻而不藏"。

由此可见，咽通水谷接三脘，喉有九节通五脏，咽喉也是消化之要道，与内脏密切相关。

口腔主要由口、舌、唇、齿组成，这些部位与内脏的联系主要体现在经络循行上。这些部位的经络分布并非单一经脉对应单一部位，而是具有重叠性，同一解剖部位往往有多条经脉经过。其中，以喉咙为主。这是我们首先要弄清的问题。

所以，我将口、舌、唇、齿等部位列入五脏，以五脏为主，将其病理变化分述如下。

第一个是口。脾胃皆交于口，但以脾为主导。我们说脾是仓廪之官，滋养五脏，所以五脏之气都归脾统摄。故在临床上，我们可以通过口中的变化判断五脏的偏盛。

五味入口，通过脾胃运化为精微，滋养五脏。但是若五味过偏，那么五脏之气也过偏，从而会引起许多疾病的发生。比如，胃经的气血少，那么口角容易产生皱纹。脏气的偏盛能表现出各种症状。如脏腑生热而口臭，肝热则口酸，心热则口苦，脾热则口甜，肺热则口辛，肾热则口咸，胃热则口淡。这些是由于脏腑偏盛产生的各种表现。

但是这些表现也不是死板不变的。比如，谋虑不决，肝功能失调，那么也能导致口苦；脾胃虚弱，木乘土位，也会出现口苦；膀胱移热于小肠，膈肠不通，可发为口糜；热结于心胸之间，脾气凝滞，不能运化，浊气上泛则见口臭，等等。

由此可见，口腔作为脾、胃、大肠经交汇之处，能灵敏反映脾胃状态。这是第一个。

第二个是唇。唇是脾、胃、肝所主，是脾、胃、肝三经经过的地方。唇的变化可以判断脏腑的寒热。

从内在病理变化而言，脾胃受邪可引发多种病证，其征象常显现于唇舌。唇舌者，肌肉之本也。若肌气绝而脉不荣肌肉，则见肌肉萎软、舌体萎弱。人中满，则唇反；唇反者，肉先死。脾病者，唇黄。脾绝者，唇四面皆肿。这是从内在的情况来看。

从外在表现看，比如受风，风胜则动，所以临床见到嘴唇不由自主地抖动与风有关。如《医林绳墨》言："风胜则动，寒胜则缩，燥胜则干，热胜则裂，气郁则生疮，血少则无色；脾冷则紫，脾败则黑，脾寒则青，脾虚则白，脾衰则黄，脾实则红。"

第三个是舌。舌为心脾所主。心在窍为舌，心脉系舌本，肾液出舌端，脾脉系舌旁，肝脉络舌本，三焦经系舌本。舌虽系五脏，但以心脾为主，所以心脾不和，舌的疾病就容易产生。

心气调和，则舌能辨五味而发声清亮；心气不和，则病由内生。如心气衰绝，则舌纵不收而不能言语。脾病则舌强，肾病则舌干，此皆脏腑内伤之征。

至于外在的表现，如中风痰则舌卷难言；情志所伤则舌肿难食；三焦郁热则舌燥咽干；心脾积热则舌体粗厚而口苦；气虚则舌麻；阴火上炎则现黑点；痰湿壅滞则舌体肿胀；郁热内蕴则舌衄；心火上炎则生疮；脾热则干涩；胃热则木强；肝热则卷且缩；肺热则舌燥音哑；肾热则舌心干焦。凡此种种舌象变化，皆为脏腑病变之外在征象。

第四个是牙齿。牙齿属肾、胃、大肠。所谓齿者，骨之余，髓之所养，故齿属肾；下龈属足太阳经，上龈属足阳明胃经。凡牙齿动摇欲脱，或痛或不痛，或出血或不出血，皆属肾病。若见虫疳、根肿、溃烂臭秽而齿不动者，此属阳明胃热，或兼诸经错杂之邪。若因膏粱厚味，湿热上攻，蒸灼牙床，则见肿痛、出血、生虫，甚则黑烂脱落。

若肾虚作痛者，其症遇劳即发，午后尤甚，伴面黑、口渴、倦怠、遗精等。就牙齿的外在表现来看，精盛则齿坚，肾虚则齿豁，虚热则齿动，髓溢则齿长。具体而言，肾虚的牙痛其齿浮，血虚的牙痛其齿痒，火热的牙痛其齿燥，风热的牙痛齿根肿，湿热的牙痛其齿木，虫蚀牙痛其齿黑。另有风热相搏，吸风则痛；寒气犯脑，头项连齿俱痛；或湿热毒气久蕴，发为走马牙疳。

齿痛又有恶寒、恶热之别。手阳明大肠经所发者，恶寒而喜热饮；足阳明胃经所发者，恶热而喜冷饮。恶寒者多因外感风寒，恶热者常由内生风热使然。

唇、咽喉、口腔与经络密切相关，从部位上来说，咽喉属肺胃两经，唇属脾，齿及齿龈属肾、脾胃及大肠，舌本连肝络胆，舌边属脾，舌根属肾，舌面两侧为肝胆所主。由于咽喉为诸经所会，各脏腑经脉皆可通达于此，故脏腑功能失调或病理变化，均可循经影响咽喉，导致各类口腔病证的发生。

咽喉口腔部位的病变也可将病情传输到所属的脏腑，从而从内脏器官的病变中反映出来，这是循经的反映，两者是相互影响的。

三、喉病的病因病机

咽喉病的发生和变化是错综复杂的。咽喉病的病因，归纳起来，不外乎正气不足和感受外邪两个方面。正气不足主要指咽喉、脏腑功能不足，或者对环境的适应能力差，或对致病因素的抵抗力不足。邪是指致病因素。所以，疾病的发生就是邪正相争的结果，是邪正斗争的反映。"正气存内，邪不可干""邪之所凑，其气必虚"，所以，在咽喉部位发生的疾病是脏腑功能失调和外邪入侵相互影响的结果。

中医学对各种疾病的认识，对各种病因的认识，都是在长期与疾病做斗争的过程中，逐步观察到的，经过了长期实践，有一定的规律，经过反复的实践、分析、推理、判断，把病因归纳为六淫、疫疠、七情、饮食不节、劳逸过度，以及外伤等几个方面。

这种病因是根据各种疾病不同的证候表现推求出来的，所以叫作审证求因。所以，我们要从邪正相争的角度，使用审证求因的方法，来了解咽喉病的发生。比如，正不胜邪的时候，六淫之气，首先犯表，客于络脉，留而不去，逐渐深入内部，深入脏腑，循经而发，壅塞表里。所以，六淫为病，起病都是比较急的，大多在阳，在络脉。而七情致病，由于七情的偏盛变动能引起体内阴阳失调，脏腑功能紊乱，故七情的偏盛，主要是伤及内脏。所以，有怒伤肝，喜伤心，惊恐伤肾，忧思伤脾等说法。七情引起的疾病多见于心、脾、肝三脏。

总的来说，诊治咽喉疾病要经过审证求因，在其指导下找到一定的规律。这里就不详细再谈了。

四、喉病的辨证

喉病的诊断，首重四诊。"望而知之谓之神"，意思是拿眼睛辨认；"闻而知之谓之圣"，这是用耳朵来测声音；"问而知之谓之工"，就是以语言来审查患者；"切而知之谓之巧"，就是以指来辨脉。所以，神、圣、工、巧这四者是诊断疾病的要道。从《难经》的这段经文里可以看出，望、闻、问、切是诊断疾病的基本方法。喉科是在内科的基础上发展起来的，所以喉科疾病的病因及症状，与内科并没有什么不同，喉科的诊断，也是根据四诊八纲来的，以四诊八纲为指导。在这里，我想讲一些咽喉局部的症状，将咽喉局部的症状进行一下复习。

（一）望诊

望诊是四诊之首，在四诊中占重要地位，因为疾病的症状可以借望诊观察，来得到辨证的依据。所以，在临床当中，应当注意口腔、咽喉所发生的变化。比如，有没有肿块？肿块的部位在哪？表面是不是光滑？肿块的大小程度怎样？颜色是不是淡红，或者深红？肿块有没有糜烂？糜烂的颜色是白色或者是灰色？还是黄的？或者是小点，或者是成片，或者是成块？外观看是不是胀满？舌头的形状是不是自然？颈项前或者两侧是不是有红肿？腐烂的程度怎样？有没有脓水？这是喉病的望诊要点。

通过望诊，可以得到喉病的病因。比如，漫肿而痰多者属于风；苔淡白而牙紧者属于寒；紫色而不肿或者烂者是伏寒；红肿而脉浮者属于风火；烂而不肿脉沉实者属于有毒。风火寒湿毒虚，皆类而推之可也。咽喉病的热证必肿，满喉皆颜色红，或者有红丝，轻者淡红，重者发紫黑。从咽喉病的寒证来看，寒证不肿，若肿也是虚肿。寒证色白，轻的是淡白，或者淡红。

通过望诊，可以辨咽喉病的轻重、吉凶。比如，古人云：指甲青黑，七日以后瘀血而死。故红色的可治，黑色的不可治。鼻孔出气多、入气少的为不治，面赤而目睛上视者也是不治。头低无神者不治。眼目有神者吉，眼目无神者凶；鼻翼自然张者为吉，鼻孔煽动张者为凶。关于咽喉病的预后吉凶，历代医家总结了不少宝贵的经验，是我们可以在临床上面作为借鉴和参考的。

望诊要贯彻八纲的概念。如辨颜色，可分为四种，深红、鲜红、淡红、淡白。大多深红属于热，鲜红属于火，淡红属于风，淡白属于寒。火与热属于阳，在实，在表。淡红属于风，可以属于阳，也可以属于阴，亦可以属于半表半里。淡白属寒，属于阴，属虚，在里。

肿可分为三种情况，有漫肿，有高肿，有微肿。漫肿是风，高肿是火与热，这两者都属于实证，属于在实、在阳的阶段，在表。微肿属于寒，属阴，属虚，在里。从腐烂的情况看，腐烂分三种情况：一种是粉碎型的，一种是成片型的，一种是成斑型的。粉碎型多风，成片型多火，成斑型是毒。风与火属在实、在表阶段。成斑型属于毒，在阴，在虚，在里。从脓水看，脓水分四种情况：有黄白黏稠的，有黄的，有白色稀水的，有紫色像鸡肝色的。前面两种属于热与火，属于阳，在实，在表。白色稀水属于寒。紫色似鸡肝色的，属于湿。后两种属阴，属虚，在里。

所以，在望诊中贯穿八纲的概念，大致是这么多。

（二）闻诊

咽喉病的闻诊，一个是闻声音，一个是闻气息，包括闻咽喉和口腔里的臭味等。如果呼吸粗壮，声高气促，多属阴亏肺热，或者是痰。若慌张气怯、声低息短者，则属气血亏损、虚火上炎。发音响亮的，病比较轻；发音嘶哑的，病比较重。语音不清，或者声音断续、无力低沉的，均是疾病比较重的表现。凡是喉间溃烂，有气味（臭气），多属实证、热证。虚证和寒证通常无明显臭味，即使有也是轻微的。此属闻诊范畴。

由上可见，闻诊主要包括闻声音和闻气息。声音又可分为原声、发声和痰声三种。一般而言，原声洪亮的，属实证、阳证、在表；原声低微的，属虚证、阴证、在里。在发音方面，若声音重浊、含糊不清，多属寒邪侵袭。新病初起者，多属实证、阳证、在表；病久进展者，则属阴证、虚证、在里，如声哑即属此类。痰声方面，一种是痰鸣，表现为痰声辘辘，痰涎壅盛，聚于喉间，气为痰阻，呼吸时鸣响，多属火热，为实证、阳证、在表。

至于臭气，可分为浊臭与恶臭。浊臭多属实证、在表；恶臭多属虚证、在里。此即闻诊八纲辨证方面的一般规律。

（三）问诊

问诊，主要包括问疼痛、干燥、寒热、喉痒、大小便及口中黏腻感等，一般要问的是这些重点。喉病的问诊应首先关注咽喉相关症状，如疼痛的程度、是否伴寒热、起病时间长短等。

一般而言，实热证患者疼痛持续无间断。若痛感轻微，则病情较轻；若痛感剧烈，则病情较重。虚寒证患者疼痛多微弱，时作时止。若上午疼痛明显，多属气分有火；若下午或半夜疼痛明显，多属血分有热。就喉病而言，若伴便秘、小便短赤，多为实热内壅之象；若喉头微痛，则多因胃火上攻所致。喉病初起若兼恶寒、发热等外感症状，多属外邪袭表。燥热者为火旺，若热微而伴潮热、心烦，多属虚火。病程短者多属实证，病程迁延者多属虚证。若口渴喜冷饮，多属实热；若口干不欲饮，多属虚火。

此外，还要了解发病的经过，曾经的治疗，过去患过啥病？平时饮食偏嗜，妇女的月经情况，原则大致与内科相同。

综上，问诊时应重点关注局部的疼痛、干燥、寒热等表现，以此辨析。

（四）切诊

切诊包括脉诊和触诊两个方面。一般脉诊与内科相同。咽喉病初期，右寸洪、紧的多为虚风；两关浮数的属胃火；左寸浮洪的属心火；右寸沉迟的属肺寒；右寸沉数的属肺中伏热；右尺洪大的属三焦火旺；左尺浮洪的属肾虚。

总之，脉象洪大、迟数，属肺热郁滞，为实火上攻；脉软、浮弱、无力，皆属不足之证，为虚火上炎。若脉细而数者，当考虑阴虚；脉弦而有力者，主因肝失条达、肝火上升所致。

在局部触诊方面，主要要观察患处中央的硬度。如寒饮漫肿，触之坚硬者，多为未成脓；若触之柔软且有波动感，则为已成脓。

此外，需触诊咽喉、口腔部位的高肿。若触之坚硬如石，表面不平整，则需考虑肿瘤可能。

颈部前侧漫肿，或喉肿疼痛伴寒热者，属喉风。喉风的特征为红肿自颈部向下延伸至胸前。

以上是切诊的主要方面。

五、喉病的治法

现在再谈一点咽喉病的治法。

（一）治法要点

咽喉病的治法需根据病因病机确定，其大法遵循《黄帝内经》"寒者热之，热者寒之，虚者补之，实者泻之"的原则。但疾病在发生、发展的过程中常出现复杂变化，如真寒假热、真热假寒、表热里寒、上实下虚等情况，所以必须综合分析，审证求因，审因论治，明辨标本缓急，灵活运用各种治法。

就喉科病而言，治法大体可分内治与外治两类。

在内治法方面，我们要知道咽喉病的病因包括外感与内伤两类：外感多因六淫之邪；内伤可因七情失调、饮食不节、劳逸过度等所致。

所以，我们要先确定咽喉病是属于外感，还是内伤之后，再来谈咽喉病的治法。下面我们主要谈谈外感方面咽喉病的治法。

（二）外感喉病方

第一张方子是清咽散。清咽散是治疗一切咽喉肿痛，形寒恶热，头痛身疼，汗少不得宣达，风痰上壅，汤水难咽者的处方。清咽散对这些有作用。那么这张方子，里面有甘草、桔梗、荆芥穗、防风、枳壳、薄荷、前胡、牛蒡子，整个方子由这些药味组成。但是临床应用时清咽散要有加减。

若是郁热痰多的，加浙贝母、瓜蒌仁；若是食滞不快（食积）者，加神曲、谷芽。若是症状出现呕吐，或者呃逆的，加橘络、竹茹；若是说有便泻的，也就是大便溏薄或者泄泻的，那么就要加葛根、荷叶。若是说出现血热现象的，那么就要加丹皮、栀子；若是说有热甚现象的，加黄芩、黄连；若是说有火毒的，可以加金银花、连翘。若是说出现便秘，那么就要加清宁丸、玄明粉。若是说出现小便短赤的，可以加赤茯苓、木通；若是说出现胸闷的现象，胸下痞闷，那么可以加一味川厚朴；若是说出现咳嗽，那么就是加杏仁、枇杷叶；若是说出现嘴巴里面秽浊的（嘴巴里面有味道），加佩兰，去甘草。嘴巴里面秽浊，甘草是不能用的。若是说出现惊厥、动风，那么就要加羚羊角、钩藤。

这就是清咽散这张方子大概的加减法。

下面为了便于记忆，也便于诵读，这里有首歌诀：

清咽散内荆芥穗，
薄荷牛蒡防桔随，
前胡枳壳同煎漱，
加减临时看病施。

为了便于诵读，我弄了一首歌诀，这首歌诀可能算不上什么佳作，只是把所有的药物集出来，这样子容易记忆。

第二张方子是辛凉宣表汤。辛凉宣表汤主要治疗风热上壅，喉蛾痈痹，微寒热甚，头痛，或汗多，咳嗽，目赤，或鼻涕黄，舌白带黄（舌苔发白，有时带黄），脉象浮数者。这个都用辛凉宣表汤。辛凉宣表汤组成：荆芥、防风、桑叶、薄荷、浙贝母、绿豆衣、山栀子、连翘、甘草、桔梗、淡竹叶。辛凉宣表汤由以上这些药组成。

再讲一讲辛凉宣表汤的加减法。若是说出现痰滞，加枳壳、橘红；若是说出现目赤和头晕者，可以加杭菊、蒺藜。咳嗽重的可以加杏仁、川贝；若是出现神昏惊厥的，可以加羚羊角、钩藤。以上是这药方的加减法。辛凉宣表汤也可以成一首歌诀：

辛凉宣表荆防翘，
桑荷栀子同桔草，
竹叶贝母绿豆衣，
风热上犯凉解疗。

第三张方子是宣肺化痰汤。宣肺化痰汤主要治喉风，痰涎上升，呼吸短促，形寒烦热，骨节胀闷，脉弦紧数，舌黄尖绛，是朝不知夕的重症。宣肺化痰汤里面的药有牛蒡子、连翘、防风、薄荷、甘草、荆芥、杏仁、瓜蒌仁、玄参、枳壳、竹沥。这些药组成宣肺化痰汤。宣肺化痰汤也有一首歌诀：

> 宣肺化痰牛蒡君，
> 荆防翘荷杏蒌仁，
> 枳壳玄草竹沥等，
> 锁喉缠喉风为灵。

第四张方子是清喉宣解汤。清喉宣解汤治疗的主要症状有风助火势，其性上升，面红目赤，口燥咽痛。所以，当清解上焦风热，风热息而烦热、咽痛自愈。清喉宣解汤的组成：牛蒡子、前胡、连翘、山栀子、天花粉、桔梗、玄参、薄荷、金银花、甘草。

这张方子也要加减。若是症状上出现胸腹脘闷，胸闷的，那么应当去甘草，加枳壳；若是出现郁热，加芍药；若是说出现燥痰，加浙贝母；若是说出现津液虚少，口干液少，加麦冬、细生地黄，去前胡。凡是出现咽干液少的都要去前胡。这是这张方子的加减法。清喉宣解汤也有一首歌诀：

> 清喉宣解蒡胡参，
> 甘桔银翘栀荷粉，
> 风火咽喉红肿痛，
> 疏风清热解毒性。

第五张方子是辛温解肌汤。辛温解肌汤主要治风温咽痛，头疼恶风，身热自汗，咳嗽口渴，苔黄而微白，脉浮而数。辛温解肌汤的组成：防风、牛蒡子、前胡、杏仁、蝉蜕、豆豉、荆芥、葛根、桔梗、淡竹叶、薏苡仁。这张方子的歌诀：

> 冬寒隐藏春感风，

汗少发热咽痛红，

荆防前桔杏蒡豉，

粉葛蝉衣竹叶同。

若是温毒发咽痛，

雷氏清热解毒宗，

加上甘桔绿豆衣，

除却洋参效如龙。

第六张方子是清暑熄风饮。清暑熄风饮主要治疗热病风暑，发热，汗出，口渴，心烦，不恶寒反恶热，咽喉痛，或白腐肿甚，脉来洪大，苔黄而燥。这些现象都是属于三焦相火上升，上升上窍，阳明热盛的证候。清暑熄风饮治疗阳明热盛的证候。清暑熄风饮的组成：玄参、麦冬、石膏、牡丹皮、薄荷、桑叶、浙贝母、鲜生地黄、金银花、六一散。

它的加减法：若是说发疹，可以加荷叶、牛蒡子；若是说发斑，加山栀子、绿豆衣；若是说谵语昏狂，加紫雪丹；若是说热极生风，加羚羊角、钩藤；若是说出现呕哕、呕逆，加竹茹、橘络；若是说角弓反张、牙关紧闭，应当去石膏、六一散，加犀角（水牛角代）、羚羊角、钩藤、连翘、竹叶。它的歌诀：

君相之火上侵喉，

清暑熄风方法优，

白虎六一元麦贝，

丹地银花桑荷廖。

第七张方子是辛芳辟温汤。辛芳辟温汤主治湿温咽痛，开始恶寒，后但热不寒，只发热，不恶寒，汗出胸闷，舌苔白或黄，口渴不引饮，嘴巴是干的，不想吃，脉洪或细缓。这些拿这张方子来用。它的方药组成：佩兰、茯苓、橘红、瓜蒌皮、山栀子、砂仁、薏苡仁、牛蒡子、芦根、通草。这张方子由以上药物组成。

辛芳辟温汤的加减法如下：症状出现闷乱烦躁，身热神昏，白㾦难以透达，加薄荷、鲜石菖蒲、青蒿，另外可以加玉枢丹磨服。辛芳辟温汤的歌诀：

湿酿成温喉病生，

辛芳辟温汤如神，

兰蒡蒌苓栀子并，

橘通砂苡芦根成。

第八张方子是化湿清火汤。它主要治湿热风热上蒸喉窍，咽痛身热，微汗烦渴，脉象浮缓或细数，舌苔黄腻，小便短赤。这种情况我们用这张方子。它的组成：薄荷、连翘、川贝母、玄参、茯苓、金银花、薏苡仁、炒山栀、淡竹叶、荷叶、六一散。由这些方药组成。它的歌诀：

化湿清火六一苓，

银翘荷贝栀苡仁，

玄参淡竹鲜荷叶，

湿郁化火是法灵。

第九张方子是降气涤痰汤。降气涤痰汤主要治素有痰饮，或者受雾露潮湿，雾是自然界的雾，露是露水，内蕴太阴，脾不运化而生痰，兼之风火上犯，痰气交阻，壅塞上焦，痰多咳嗽，咽喉肿痛。降气涤痰汤里面有苏子、前胡、白芍、甘草、桔梗、浙贝母、连翘、橘红、茯苓、半夏、玄参，由这些药组成。它的歌诀：

降气涤痰用二陈，

苏子前胡桔玄参，

连翘浙贝杭白芍，

湿痰火郁水煎吞。

第十张方子是清燥利咽汤。清燥利咽汤主治头疼，形寒恶热，咽喉肿痛，舌苔薄腻微黄，属于风燥上犯之证者。方药的组成有玄参、杏仁、贝母、桔梗、连翘、牛蒡子、薄荷、山栀子、绿豆衣、甘草、细生地黄。它的歌诀：

清燥利咽参杏贝，

翘荷甘桔生地随，

焦栀绿衣水煎服，

秋燥咽疼推第一。

　　第十一张是辛温解表汤。它主要治疗客寒邪风传入太阴，恶寒发热，头疼身痛，脉浮紧，舌苔白，咳嗽，无汗，咽喉肿痹，证属寒凝气滞血络、结痹壅阻上窍。方药的组成主要有防风、苏叶、广陈皮、桔梗、荆芥、姜半夏、枳壳、甘草。辛温解表汤的歌诀：

辛温解表荆防苏，

甘桔广皮半夏枳，

咽喉肿疼因风寒，

疏风温解用之妥。

　　第十二张是熄风败毒汤。熄风败毒汤主要治发颐痄腮，痧毒喉肿，因于风热结毒而引起。它的方药组成有连翘、赤芍、玄参、金银花、滁菊花、甘草、黄芩、天花粉、当归尾、薄荷、冬桑叶，主要由这些药组成。熄风败毒汤的歌诀：

熄风败毒翘赤银，

归芩花粉参草增，

桑菊薄荷流水煎，

风毒肿痛效力能。

　　第十三张方是半夏甘桂汤。少阴伤寒，咽痛，下利，脉沉细，苔白不渴，用此方加减。它的方药主要有桂枝、半夏、茯苓、桔梗、薏苡仁、补骨脂、干姜、泽泻。半夏甘桂汤的歌诀：

伤寒咽痛下痢频，

半夏甘桂得回生，

茯苓米仁补骨脂，

干姜桔梗泽泻停。

第十四张方清热宣络饮。它主要治疗风热上壅阳络，身热咳嗽，口渴胸闷，头目胀大，或发疱疮。方药有荆芥、薄荷、连翘、玄参、牛蒡子、马勃、青黛、金银花。清热宣络饮的歌诀：

清热宣络翘荷荆，

马勃青黛蒡元参，

银花同上水煎服，

普济消毒亦神灵。

遇到以上风毒上壅阳络，可以用这张方子，也可以用普济消毒饮。

第十五张解毒提斑汤。这个方子主要治风温温毒，时行热邪，深入阳明营分，口渴咽痛，目赤唇肿，气粗烦躁，舌绛齿燥，咳嗽，甚至神昏谵语，下利黄水者。这时这个病是比较凶险的。解毒提斑汤的方药有犀角、连翘、葛根、玄参、赤芍、牡丹皮、麦冬、紫草、川贝母、人中黄。解毒提斑汤的歌诀：

解毒提斑犀角先，

丹芍葛根参贝添，

冬翘紫草中黄并，

温毒内陷必须煎。

第二讲　白喉

内容提要

白喉是由白喉杆菌引起的急性呼吸道传染病，临床以发热、气憋、声音嘶哑、犬吠样咳嗽，以及咽部和扁桃体周围出现白色伪膜为主要特征。该病严重者全身中毒症状明显，可并发心肌炎和周围神经麻痹，属儿童常见急性传染病，常危及患儿生命。本讲主要介绍黄氏喉科对白喉发病机制与分型的认识，以及临床辨治方法。

多年来，我们与外界有过很多合作，对经西医学确诊的白喉病例，运用中医理论进行辨证施治，均取得显著疗效。因此，我将我科对这一疾病的辨证治疗作一简单介绍。白喉是严重的咽喉传染病，严重威胁婴幼儿的生命健康。如果发现白喉，应当立即上报，采取预防措施，这是每个医务工作者的职责。

一、白喉的分型

在白喉的分型方面，我们在临床上把它分成邪盛与正虚两个阶段。这是根据《素问·通评虚实论》"邪气盛则实，精气夺则虚"来分的。但是邪盛和正虚的症状如何区别呢？

所谓的邪盛，就是致病的外来因素侵入人体以后，人体的正气与之抵抗所表现的体征，如发热、咽痛、喑哑、局部中毒性水肿、淋巴结肿大、呼吸困难以及咽部假膜形成等。在辨证上面，我们将白喉的邪盛阶段分为四个类型：一个是燥热，一个是风热，一个是风寒，一个是风毒。总之，邪盛阶段，病属于早期阶段，属于阳，属于实。

正虚是指机体正气受损，脏腑功能失调，临床上可见各种并发症，如心肌炎、肺炎、肾炎、肝炎以及软腭麻痹等。这些并发症反映了不同脏器受损的病机特点。

二、白喉的发病机制

现在再谈一谈白喉的发病机制。六淫是白喉发病的外在致病因素之一。它不仅干扰人体正常的抗病功能，导致机体防御紊乱，同时也将"戾气"，即病原体引入人体。但是，六淫之邪侵入人体不立即发病，而是化为伏气，等待具备一定条件之后，才开始发病。因此，六淫所致的白喉属于伏气温病。此外，七情忧郁，郁久为热，气候温燥，正气不及，可导致少阴之气异常，若是再遇到邪气的侵入，内外相合则生相火之气，那么可使伏蕴已久的外邪，也就是白喉杆菌趁人体虚而嚣张。故可以说明，白喉的发病主要在于少阴经气失调，由少阴之气郁积而发。

临床观察发现，白喉的发病与六淫相关，但无固定规律。由于生活情况的不同，病患不至于都感染上同一种致病物质，虽有同一致病物质感染也不会每个人都发病。这说明在白喉的发病机制中，内因实为主导，外因仅为诱因。

三、白喉的辨证治疗

（一）辨证

再谈谈白喉辨证的问题。

我们辨证以邪盛、正虚（精夺）为白喉前后两个阶段的病机纲领，这样既便于辨证，也便于立方。

从邪盛阶段所反映的症状来分析，同样是白喉患者，因为感染邪气的程度不同，内外所处环境条件各异，所产生的六气也并不一致，再加上发病的六时不同，和各自机体抵抗力的反应不同，因此就形成了燥热型、风热型、风寒型以及邪毒弥漫的风毒型不同证型。我们在临床上看到的燥热型最多，风热型与风毒型次之，风寒型最少。但是在同一期间，燥、热、寒、毒四个类型皆可以出现。所以，后期阶段各种并发症虽然在辨证上各有不同，但总体来讲是整个体系走向虚弱。

我们可以在临床上看到白喉早期患者咽部有不易剥脱的白色假膜，这个可以作为早期诊断的重要依据。一般来说，我们认为由于病毒侵入人体，外感疫病之毒直接侵犯肺胃，流窜经络，疫毒和气血相互搏结，所以出现红肿热痛、腐烂而形成假膜，导致气道不和或者梗阻。热毒向里内陷到心肾，耗伤阴液损伤正气，从而形成阴虚阳微的证候，相当于西医的白喉性心肌炎。热毒流窜，阴分受损，经络受伤，会导致麻痹。邪毒和痰浊，阻塞在喉间气管，使肺气的升降和清肃功能发生障碍。轻的出现发热喘咳、干咳如吠、声音嘶哑等痰浊壅盛的证候，重的出现面色苍白、痰鸣唇绀、吸气困难等喉部梗阻的证候。白喉发病，根本在手太阴肺经，标在手少阴心经、足少阳胆经；如果累及其他经络，是火毒扩散，传变到五脏六腑。

此外，病毒侵袭心神，可导致心脏气血受损，功能紊乱，进而累及全身各系统组织，引发各种严重病变，尤以心、肝、肺、肾等脏器最为常见。其中，白喉性心肌炎和末梢神经麻痹最为多见。这些症状多出现在邪气已去、正气亏虚的阶段，是病毒损伤人体的结果，此时阴液耗损，阳气亦随之耗散，极易出现阴阳离决的危重证候。

临床常见这样的情况：小儿时疫白喉看似即将痊愈，却突发死亡。这就是出现了阴竭阳脱，说明在邪去正虚阶段，阴伤及阳，可致阴阳欲脱。因此，在此阶段必须高度警惕，密切观察病情变化。

（二）治疗

1. 邪盛阶段

从治疗来看，白喉在咽喉部病灶的形成及其在邪盛阶段表现的一系列症状，应以解毒祛邪为总原则。在邪盛阶段，我们要坚持以解毒祛邪为基本治则，同时根据不同的兼症表现，定法立方。这样不仅能消除临床症状，更能预防和减轻中毒阶段对其他脏腑的损害。因此，我们必须重视邪盛阶段的治疗，以解毒祛邪为根本原则，从而减少这一阶段严重病变的发生。

2. 正虚阶段

在白喉的治疗中，如果出现邪盛伤正、正不敌邪的证候，那么在攻邪的同时要进行扶正，采用扶正的方法。在这个阶段可以出现一系列虚证，所以治疗上应以调整补虚为前提。

如果是手太阴肺经的病变，正气虚少、肺气受损导致肺失宣发肃降，可以选用加减麦门冬汤或者养阴清肺汤等。

如果是手少阴心经的病变，我们主要使用三甲复脉汤，重点在于复脉。

如果是肾经的病变，我们主要使用知柏地黄汤。

如果是足厥阴肝经的病变，我们主要使用茵陈蒿汤。

足太阴脾经的病变在病程的任何阶段或者并发症中都可以见到，脾经病变会影响整个机体的强弱，因此在治疗上要特别注意以培补脾土为主。

综上所述，我们关于白喉主要讨论三个方面：第一是白喉的分型，第二是白喉的发病机制，第三是它的辨证治疗方法。

第三讲　口疮

内容提要

口疮是一种常见的口腔黏膜病，以口腔黏膜局限性溃疡损害为特点，可发生于口腔黏膜的任何部位，以唇、颊、舌部多见，严重者可以累及咽部黏膜。本讲主要论述了口疮的病因病机与临证要诀。

口腔的病变病种比较多，我们一起主要谈一谈口疮。

一、口疮病因病机

口疮是口腔里出现糜烂，形成白色腐膜的口腔溃疡病。这个病小孩子最容易得，大人也会得，多数是因为平时吃太多煎炸烧烤的食物，热毒积在胸口，再加上新近受了风邪刺激而发作。

口疮最容易长在舌头、嘴唇、舌尖、上腭这些地方，少数也会长在咽喉部位。根据这些发病部位，口疮主要和心、脾、胃、肾这几条经络有关系。也就是说，心、脾、胃、肾这些脏腑的功能失调和口疮的发生有密切的关系。《黄帝内经》说"心者，君主之官也""心者，五脏六腑之大主也"，但心脉不能太实，若心火上炎，则口腔里面要生疮。

脾脉如果有实邪，脾经失运，脾热生痰，冷热相搏可使邪火上升，这样上腭就会长疮。《口齿类要》说："口疮上焦实热，中焦虚寒，下焦阴火。"所以，口疮的发病大体上也分虚证和实证两种。

从病因上来讲，口疮一般是由于饮食不节，过食煎炙，蕴积于胸膈；或脾胃运化失调，或泻下、痢疾，肠胃功能混乱；或者是脾虚湿滞，郁久化火，火热转移至心脾，熏蒸于上，循经上炎；或者因失眠，劳逸过度，心肾不交导致虚火上炎，上攻口腔而成。

我们再看一看发病机制，我进行了一些概括，有些体会，向同志们介绍一下，供大家参考。

人身五脏六腑，十二经脉，除太阳经，其余十一经皆内循咽喉，都可能引起病变，不独肺胃，但有阴阳、表里、虚实、寒热、轻重、缓急之不同，必得真传，方能辨认。大抵属于阳热者，十之六七。属阴寒者，十之二三。风寒包相火者，则十之八九。

二、口疮的临证要诀

咽喉病有虚火、实火两种，但临床上单纯的虚证或实证并不多见。小儿患者实证偏重较为常见，而成人患者则多为错综复杂之证，单纯的实证或虚证较为少见。

（一）辨证

发病的部位、病程的长短、溃疡的大小和形状、颜色的红淡、肿胀、全身症状等，都是辨证的依据。

实证的口腔溃疡，好发于牙龈或唇内、舌边，这些地方比较多，溃疡面比较大但浅表，溃疡的周围有一圈红圈，微肿大，可有口臭。成人患者可见刺痛难忍，小儿患者大多是拒食，因刺痛而拒食。实证病程短，发病急，全身症状有发热、便秘、小便短赤、脉洪大、舌苔黄腻、口鼻有浊音、口干、头痛等表现。这是实证方面。

虚证方面，虚证溃疡的好发部位多在唇内、齿龈部、上腭、舌下、舌尖，溃疡的形态随意随机，不是圆的，形状比较不规则。中医书上说，溃疡有一个孔可以用一只眼睛看下去的，即溃疡面较小，但是嵌进去，不是在浅层。溃疡颜色白或灰白，周围淡红不肿，唾液不多，有时刺痛，痛起来像刺到肉里那样。全身症状可见低热，大便正常，小便微黄。虚证的表现比较多，有内热、疲劳、头昏、失眠、多梦、腰酸，脉细、舌质淡、舌苔薄等表现。

（二）治疗

在内治方面，凡是实证，以清热、导赤、透腑为治则，可以用清咽散，或者用凉膈散，或者用黄连泻心汤。在虚证方面以滋阴降火为治则，可以用四物汤加黄柏、知母、牡丹皮，或者用六味地黄汤加五味子。

在外治方面，中医经常用吹药的方法，比如清凉散、锡类散都可以用。虚证方面用龙启散，或可用养阴生肌散等。

养阴生肌散也可以用于治疗外感呼吸系统疾病，这个是有报道的。

病种就讲到这里为止了。关于外淫祛邪的治法，需辨证施治，灵活用药。所述方剂剂量临床应根据兼症酌情加减，方随证变，不可拘泥。

这次受中医学院教务处的邀请来这儿讲了3天，由于本人水平比较低，讲的内容可能有错误的地方，请同志们批评指正！我借这次机会谢谢同志们！主要希望你们到无锡来，我尽地主之谊，大家聚聚，因为是难得的。大家从全国来，又是搞同一个专业，所以希望经常通通信，有心得大家交流交流，草草不恭，就这样结束吧！

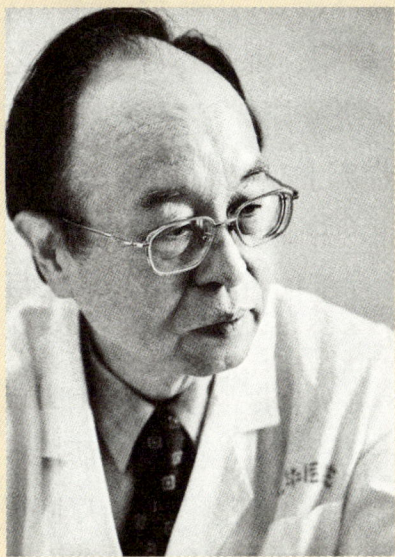

陆德铭简介

陆德铭（1935—2023），浙江平湖人。上海中医药大学教授、主任医师、博士研究生导师。1995年被评为上海市名中医，第二、第三、第四批全国老中医药专家学术经验继承工作指导老师，全国第二批优秀中医临床人才指导老师，获上海市中医药杰出贡献奖，享受国务院政府特殊津贴。历任上海中医学院附属龙华医院副院长，上海中医学院党委副书记、常务副院长、院长，兼上海市中医药研究院院长等职。

陆德铭1962年毕业于上海中医学院，为顾氏外科第四代传人，中医外科大家顾伯华的首传弟子。曾主编普通高等教育中医药类规划教材《中医外科学》，主编《实用中医乳房病学》《关节痛》《中医外科诊疗图谱》《实用中医外科临床手册》；参加编写《实用中医外科学》等专著。科研项目"浆细胞性乳腺炎瘘管期的中医治疗"1986年获国家中医药管理局重大科技成果奖甲等奖；"调和冲任法治疗乳腺小叶增生症临床与实验研究"获1992年上海市科技进步奖二等奖，1995年国家中医药管理局科技进步奖三等奖。

顾伯华运用活血化瘀法的临床经验

内容提要

本讲介绍了顾伯华运用活血化瘀法治疗带状疱疹后遗神经痛、慢性迁延性炎症、胸腹壁浅静脉炎、局限性硬皮病、非化脓性肋软骨炎、血肿纤维化、甲状腺癌等病的经验和临床体会，并列举了大量案例。

主持人：下面由陆德铭副院长介绍顾伯华老师在外科领域运用活血化瘀法的临床经验。陆德铭副院长是顾老的得意门生，是我院首届毕业生，有24年丰富的临床经验，现任学院常务副院长。陆德铭副院长长期跟随顾老临证学习，对活血化瘀法的运用也有独到见解。由于顾老身体不好，因此请陆德铭副院长代为介绍顾老的经验。

陆德铭：今天下午我主要介绍顾伯华老先生运用活血化瘀法的临床经验。从历史沿革来看，活血化瘀法在外科的应用最早见于《金匮要略》，其中记载的大黄牡丹汤治疗肠痈即是典型范例。我们知道，大黄有泻下的作用，也有活血的作用；牡丹皮有凉血的作用，也有活血的作用。此方堪称外科活血化瘀疗法的最早记载。

后世的临床医家，用活血化瘀法治疗疮疡、跌打损伤所引起的瘀血等证候。近年来，活血化瘀法在临床应用有所扩大，运用的方法也向多样化发展，除了内服药，还可以注射，如丹参注射液，也可以使用外敷法、涂擦法。

一、带状疱疹后遗神经痛

我首先介绍带状疱疹后遗神经痛的治疗。带状疱疹是皮肤病，主要是在皮肤深处出现水泡，主要部位在腰背、头面等。带状疱疹不难治疗，但是老年人患带状疱疹，皮疹愈合后的神经痛，到目前为止，西医学没有很好的办法。西医学治疗带状疱疹最多的方法，一个是用转移因子，另一个是注射维生素 B_{12}。若是疼痛剧烈，可以使用止痛药。但是这些方法往往不能解决带状疱疹的后遗神经痛。

现代研究认为，该类疼痛主要是病毒侵害末梢神经引起末梢神经的纤维化，因此，疼痛很严重。国外开始使用激素治疗后遗神经痛，或者通过在疾病早期增加激素的使用，来防止后遗神经痛的产生。

顾伯华教授从中医角度分析，认为带状疱疹的产生是因为肝胆火盛，引灼皮肤，若患病日久，虽然湿热已去，但是瘀血留滞未化，导致末端不通，不通则痛，所以用活血化瘀、通络止痛法治疗，取得了显著的疗效。

最近，我们总结了近几年治疗带状疱疹后遗神经痛的 13 个病例。这 13 个病例都是在西医医院用各种方法治疗无效，转来经顾老使用活血化瘀法治疗，在很短时间内治愈的。

为了说明问题，我举一个病例。

李某，女，73 岁。1986 年 2 月 16 日，患者腰右部出现刺痛，而后发现皮肤发红，同时密集地出现绿豆至黄豆大小的水泡，水泡三五成群，排列呈带状。患者自觉局部疼痛加重，故于 2 月 19 日至华山医院就诊，诊断为带状疱疹。华山医院治疗方法为注射转移因子，辅以清热利湿中药。2 周后，局部皮损消失，但是疼痛未好，疼痛如钻在身上刺，固定不移，甚则整夜无法入睡，即使使用止痛片，也只能起效半小时至一小时。华山医院又施以普鲁卡因，并局部封闭，注射维生素 B_{12} 等药，亦不见效。后患者至龙华医院顾老处就诊。

我们在检查时发现，患者右侧腰肋部有多处损伤斑片，斑片呈带状，前后均未超过正中线。我们知道，带状疱疹都在身体侧部，一般前不超过肚脐，后不超过脊柱。患者脉细数，舌质红，舌苔薄。顾老当时使用活血化瘀、通络止痛药，用了当归、赤芍、川芎、延胡索、乳香、没药、丹参、红花、益母草、泽兰。

患者服药 5 天后，疼痛显著缓解。患者复诊时，非常感激地说：我已经很久没有好好睡觉了，吃了你们的中药后，疼痛明显减轻，可以入睡，并且不需要使用止痛药。但患者反映胃口不佳，因此复诊时去乳香、没药，加入香附、郁金，继续服用 7 天。患者疼痛完全消失。

从这个病例看，用活血化瘀法治疗带状疱疹后遗神经痛，其原理是改善已经纤维化的末梢神经的状况而取效。目前，临床治疗带状疱疹时，早期除了用清热利湿药，还可以加入活血化瘀药，这样可以减少带状疱疹后遗神经痛的发生率，或缩短疼痛时间。总而言之，活血化瘀法在治疗带状疱疹后遗神经痛中，有显著疗效。

二、慢性迁延性炎症

第二个病是慢性迁延性炎症。对于急性化脓性感染，如急性化脓性淋巴结炎，现在称为"颈痈"，古籍记载为"痰毒"，或急性乳腺炎，或肌肉深部的脓肿，中医称为"流注"，临床上往往使用大剂量抗生素治疗。使用大剂量抗生素，虽然控制了化脓，但是时常会形成慢性迁延性炎症。其表现为局部出现肿块，质地坚硬，固定不移，边界不太清楚，皮肤颜色正常，没有明显压痛。由于疾病为炎症所致，因而临床医生往往继续使用抗生素，或使用清热解毒药。这使得肿块越来越硬，始终无法消失。

顾老认为，该病发展到此阶段，外邪已祛，而瘀滞未消，因而需要用活血化瘀药治疗，瘀化则肿消，同时必须停用一切抗生素、清热解毒中药。在临床实践中，我们统计了 30 个病例，都是采用活血化瘀法治愈的，肿块消失的时间，最短 14 天，最长 34 天，平均 19 天。

下面介绍一个病例。

张某，男，21 岁。患者 1980 年 3 月 1 日左侧颈部出现肿块，伴有发热 38.5℃左右。次日至中山医院就诊，诊断为左侧颈部急性淋巴结炎。注射青霉素 3 天，热度未退，且淋巴结肿大加重。后口服红霉素，肌内注射庆大霉素，治疗 3 天后，热退，疼痛减轻，但是肿块未消。中山医院继续使用抗生素治疗，但肿块逐渐变硬，遂至顾老门诊就治。检查发现，患者体温正常，左侧颈部有明显肿块，大小为 6cm×5cm，边界不清，肿块表面光滑，坚硬，固定不移，皮肤不红，无压痛，脉濡，舌苔薄白。诊断为慢性迁延性炎症，使用活血化瘀治则，并且嘱咐患者停止使用抗生素。服药 5 天后，肿块缩小为 4cm×3cm。继续服药 20 天，肿块完全消失。

三、胸腹壁浅静脉炎

第三个疾病为胸腹壁浅静脉炎，国外称之为蒙道尔病（Mondor's disease），因为该病被蒙道尔最早发现。该病为少见病。临床表现主要是在胸壁、腹壁的静脉部位出现条索状块；条索状块有时在腹部中间，极少数发生在颈部，大多数发生在胸壁、腹壁一侧；大部分是单发，也有两三条静脉同时发病；肿块宽度为 1～3mm，长度为 5～25mm，最长可从胸壁延伸到腹壁；肿块位于皮下，按压时有硬的感觉；检查时牵拉条索上下，或嘱咐患者抬举上臂，可更清楚地观察到该条索状块。

中医古籍中，没有这个疾病的记载。根据疾病的症状和发病部位，顾老认为：胸壁、腹壁为足厥阴肝经的循行部位，该病是因为肝经气滞，导致瘀血凝结、脉络阻塞，因而要用活血化瘀、理气止痛法治疗。

该病是少见病，目前西医没有治疗方法，只能使用止痛药。我们近年来治疗了10 个患者，其中 6 个病例牵连 1 条静脉，3 个病例牵连 2 条静脉，1 个同时牵连 3 条静脉；条索状块，最短的为 6cm，最长的有 22cm。这 10 个病例，经过活血化瘀法均治愈了，最短的疗程为 6 天，最长的为 33 天，平均 22 天。

下面介绍一个病例。

祝某，男，52 岁。1979 年 4 月 3 日，患者左侧胸腹壁出现条索状肿块，伴有疼痛，转动躯体则疼痛加剧，遂至区中心医院就诊，诊断为胸腹壁浅静脉炎，给予地塞米松、消炎痛治疗。用药一段时间后，病情无改善，并且在发病处附近又出现一个条索状块，后经人介绍，患者至顾老处就诊。检查发现：患者左侧胸壁上，乳晕部内侧 2cm 处，可以摸到条索状块，条索状块起点在第二肋，止于脐旁，长22cm；该肿块内侧 1cm 处，又有一肿块，起始于第三肋，长 12cm。条索皮肤颜色正常，按压有疼痛，牵拉条索上下，可以明显看到绳索样隆起。患者脉弦，舌苔薄，舌边有瘀紫。患者服用活血化瘀中药 14 天，疼痛消失，条索状块开始变小；服药 30 天，两条条索状块完全消失。

四、局限性硬皮病

第四个病是局限性硬皮病。硬皮病属于结缔组织疾病，临床上分为系统性和局限性两大类。系统性硬皮病可以侵犯内脏，也可以用活血化瘀法治疗。局限性硬皮病，根据皮损情况，又可分为斑片状硬皮病、带状硬皮病、点滴状硬皮病。若是斑片状硬皮病，直径由几厘米至十几厘米不等，局部皮肤往往是淡红色、紫红色，局部可摸到硬块；随着病情进展，斑片颜色逐渐变苍白，并且凹陷，边界明显；而后，外部皮肤出现萎缩、硬化。带状、点滴状硬皮病发展过程类似。目前，西医学对其治疗效果不佳。

结缔组织病范围很广，包括系统性红斑狼疮、皮肌炎、硬皮病等。目前，前两者用激素治疗效果较好，但是硬皮病用激素治疗效果很差。因此，现在西医治疗硬皮病，往往也用活血化瘀法，如静脉滴注丹参注射液，或服用活血化瘀中药。我们用活血化瘀法治疗硬皮病，也取得了较好的疗效。

1981年，我们的团队治疗了一个15岁的女孩。患者确诊为局限性硬皮病，经人介绍至龙华医院就诊。检查发现，患者右侧面部出现淡红色、坚硬斑片，斑片逐渐向下蔓延，逐渐由淡红色变为苍白，无自觉症状。患者在上海多家医院皮肤科就诊，明确诊断为局限性带状硬皮病，曾以局部注射氢化可的松等方法治疗，无效。检查发现，患者发际至右侧眉毛上方，有一个带状、发白、凹陷的斑块，斑块表面光滑、发亮、干燥、皮肤弹性消失、变硬。根据此情况，我们应用活血化瘀软坚法治疗。经过20多天的治疗，患者病情显著好转，只在局部留下一点萎缩的痕迹，其他症状全部消失。

五、非化脓性肋软骨炎

非化脓性肋软骨炎，又名泰齐病（Tieze病），多见于青壮年女性，主要涉及第二至四肋，以第二肋最为多见。临床表现主要是局部出现隆起肿块，皮肤颜色正常，自觉疼痛，压痛明显。严重患者有屏气情况，因为呼吸时会疼痛。部分患者不愿抬臂，因牵拉会导致疼痛。

顾老认为：这是肝郁不舒，或负重气逆，或用力过猛，导致气血不流畅，是气滞血瘀导致的，因此应该使用活血化瘀法治疗，同时应该加入理气药。近几年，我们有详细记载的有15个病例。使用活血化瘀、理气止痛药治疗后，13个全部治愈，即疼痛消失，肋骨肿大恢复正常；2个好转，肿大未完全恢复，但疼痛消失。疗程最短16天，最长62天，平均29天。

下面介绍一个病例。

某女，23岁，1982年3月3日至我院就诊。患者自觉胸肋部疼痛剧烈，并且局部能摸到肿块。检查时发现，患者左侧第三肋软骨隆起肿大，但是皮肤颜色正常，压痛明显。诊断为非化脓性肋软骨炎。用活血化瘀、理气止痛法治疗。处方：当归 12g，赤芍 12g，川芎 9g，延胡索 12g，香附 9g，郁金 12g，土鳖虫 12g，丹参 12g，益母草 30g，王不留行 12g。

患者用药 3 天后，未觉疼痛减轻，故在前方中加入乳香 6 克，没药 6 克。4 天后，患者局部疼痛消失，但是肿胀未消除。复用前方，2 周后痊愈。随访 1 年，患者未复发。

对于非化脓性肋软骨炎，成都地区的专家学者研究较深。他们统计发现，该类患者在发病前几天，多有感冒病史，提示该病并非外伤、局部用力过度导致，而可能与病毒感染有关。由此，他们主张在早期治疗非化脓性肋软骨炎时，可加入清热解毒的药物，尤其是对病毒性感冒有效的中药，如板蓝根、大青叶等。这是目前治疗非化脓性肋软骨炎的最新进展。当然，要证明这个理论，在临床、实验上，还需要大量工作。但是该理论的提出有一定的依据，且在此理论下，使用清热解毒药治疗该病，也有一定疗效。

六、血肿纤维化

外科手术，或跌打损伤后会引起局部血肿，血肿吸收过程中，由于局部纤维化，可以形成坚硬肿块，这就是血肿纤维化。该肿块往往不容易消失，质地坚硬，固定不移。因此，若不详细询问病史，容易误诊为恶性肿瘤。

举一个病例。

患者，女，22 岁，右臂上⅓内侧有明显肿块，该肿块坚硬，固定不移。患者至某医院就诊，X 线检查肱骨处未见明显异常，外科医生怀疑是右肱骨恶性肿瘤，因此建议行肩关节离断术。该患者至顾老处就诊。经详细询问病史，患者诉发病前因右肩漏肩风，关节粘连，活动受限，曾接受推拿治疗，前几次治疗有效，末次治疗因医生手法过重致局部血管损伤，出现皮下瘀斑，故停止推拿，两三周后，局部逐渐形成质硬固定之肿块，遂就诊于第六人民医院。顾老根据病史特点，认为这是推拿导致血络损伤、瘀血凝滞所致，服用中药应该能治愈，故建议采用中药保守治疗。经顾老活血化瘀方剂治疗两三周后，肿块完全消退。

另一个病例。

患者因甲状腺癌于肿瘤医院接受手术治疗，术后出现内出血，血肿纤维化后在甲状腺部位形成较大肿块。肿瘤医院诊断为血肿纤维化，但经多种治疗未能消除肿块，遂转至龙华医院就诊。顾老给予患者5剂活血化瘀中药。患者复诊时反馈，服用第2剂时，肿块即明显缩小。经过2周治疗，大小为5cm×4cm的肿块完全消失。肿瘤医院的医生认为该方效果非常好。他们把这个方子抄去，用于手术后出现血肿纤维化的患者。

以上着重介绍的六个病，是顾老运用活血化瘀法取得疗效的。临床上，活血化瘀法可治疗的外科病，远远不止这六个疾病。系统性红斑狼疮、系统性硬皮病、银屑病、慢性前列腺炎、急腹症中的阑尾包块、神经性皮炎等，均可用活血化瘀法配合其他治则，取得明显疗效。由于时间关系，我无法一一介绍，但是同道们可以借鉴。以后若遇到这类疾病，可以加入活血化瘀药，或单独使用活血化瘀法，在临床上肯定能取得满意疗效。

七、活血化瘀法的临床体会

第二部分，我谈一下个人的体会。

（一）辨证论治

首先在运用活血化瘀法时，一定要强调辨证论治。现在全国广泛开展了活血化瘀治法研究，用该法可治疗的疾病逐渐增多。但是临床上出现了所有病都能用活血化瘀治好，有这样的情况。这是错误的。我们还是要强调辨证论治。那么在外科领域，出现哪些症状可以使用活血化瘀法？主要有以下几个方面。第一个是痛的性质。血瘀的疼痛是固定的，且疼痛拒按。若是疼痛喜按，则属于虚证。第二个是出现病理性肿块，即原先没有肿块，患病后出现，则可能就是血瘀。第三个是明显的外伤导致的。如果摔跤后撞到头部，形成内膜下血肿，显然可辨证为血瘀。第四个是体表血管的异常，常见的疾病包括系统性红斑狼疮、硬皮病，该类患者往往在局部会出现毛细血管扩张。因此我们认为，某些疾病出现血管异常，可辨证为血瘀。第五个是肌肤甲错。我们知道古籍中常常记载，出现肌肤甲错就属于血瘀。其具体表现是皮肤粗糙变厚、鳞屑增多。如银屑病，鳞屑较多，故可辨证为血瘀，用活血化瘀法治疗效果显著。又如神经性皮炎，中医称之为牛皮癣，患处皮肤很粗糙，如牛皮一样，用活血化瘀法治疗，也可以取得较好的疗效。第六个是舌质瘀紫，包括点状瘀紫，或整个舌头瘀紫。此外，现在诊断瘀血时，还可以看舌下的舌系带旁边的两条静脉是否怒张。若患者舌质并未瘀紫，但是舌下静脉怒张，也可诊断为血瘀证。第七个，脉象为实脉，也可认为是瘀血。

从这七个指标可以判断，患者是否有瘀血，能否用活血化瘀法治疗。准确掌握这些辨证要点后运用活血化瘀法，方能取得显著疗效。必须强调的是，活血化瘀法的应用必须严格遵循辨证论治原则，切忌盲目使用。若不分病种、不辨阶段滥用活血化瘀药物，不仅难以取效，还可能产生不良后果。

活血化瘀的药物多偏温热，而外科急性炎症多为火热导致。若急性炎症期误用活血化瘀药，非但不会减轻病情，反而会加重病情。如患者有疔疮，或颈痈，若急性阶段使用活血化瘀，可能造成疔疮走黄、内陷，相当于败血症、脓毒血症。这是一个例子。

再举一个例子说明辨证论治的重要性。对于血栓闭塞性脉管炎，常用的治法就是活血化瘀法，但是在疾病的不同阶段，需要区别对待。临床上，可将血栓闭塞性脉管炎分为三期，分别是营养障碍期、功能障碍期、坏死期。在营养障碍期、功能障碍期，以及坏死期的稳定期使用活血化瘀法，确实可以获得较好的疗效。该法可以改善微循环，并且有消炎的作用，可以促进侧支循环开放，增加血供，防止坏死。

但是若在坏死期急性阶段使用活血化瘀法，则可能适得其反，加剧局部坏死和缺血。近来研究发现，血栓闭塞性脉管炎坏死期的急性阶段，使用活血化瘀药改善微循环，会刺激脉管出现异常活动。其原理如下：坏死期使用活血化瘀药虽增强了微循环，但同时也加速了局部毒素的吸收，这些毒素会增强血小板黏附力，激活凝血系统，导致局部形成止血性血栓；随后纤维蛋白网络包裹红细胞、白细胞，形成红色血栓；此外，活血化瘀药还可引起血管平滑肌收缩，使管腔狭窄，血流减缓，加重气滞血瘀。因此，坏死期急性阶段应禁用活血化瘀药。

以上两个例子说明，我们在临床应用活血化瘀法的时候还是要强调辨证论治。这是第一点体会。

（二）现代研究

下面说第二点体会。上面介绍了很多疾病，这些疾病从西医学来看是不同的疾病，但是为什么我们用活血化瘀的方法都能取得疗效呢？按照中医"异病同治"的理论，这些疾病都出现了瘀血的症状，所以我们用活血化瘀的方法都能够取得疗效。为什么用活血化瘀的方法能够取得这么好的疗效呢？它的作用机制是什么？近年来，在全国各地有关这方面的研究都比较多，我归类了一下活血化瘀法在各类疾病中都能起效的原因。

1. 对微循环的影响

系统性红斑狼疮、硬皮病，还有银屑病，经过甲皱微循环检查发现这些疾病存在共同特征：微循环血管形态扭曲畸形，顶端扩张，同时可以看到瘀血等变化；微循环血管轮廓不太清楚，血管排列不整齐，血流量比较缓慢。这几个疾病在微循环中都有这些变化。这些疾病经过活血化瘀药治疗以后，临床症状明显好转，再进行微循环检查可以发现上述变化明显改善。这表明活血化瘀药物治疗这类疾病的作用机制在于改善了局部的微循环。

2. 对毛细血管通透性的影响

近代研究表明，活血化瘀药对毛细血管通透性有一定影响。以临床常见的紫癜为例，引起紫癜的原因很多，一种是血小板减少引起的紫癜；另一种血小板没有减少，我们称之为过敏性紫癜，皮下也可以出现紫色的斑点。针对紫癜患者常做毛细血管脆性实验，就是把血压计的束带充气加压后，束带里的出血点比外面的多，就是毛细血管脆性试验阳性。临床观察发现，对毛细血管脆性试验阳性的患者经过活血化瘀治疗以后，紫癜可消退，毛细血管脆性试验阳性转变为阴性。这表明活血化瘀药物通过增加毛细血管张力改善了毛细血管的渗透性。

动物实验也证明了这一点。研究者将组胺注入动物体内引起毛细血管通透性紊乱，后将易与血浆蛋白结合的染料注入毛细血管，之后注入活血化瘀药，发现活血化瘀药可以纠正毛细血管紊乱，保持毛细血管通透性。根据这个动物实验，有人在临床上主张用活血化瘀药治疗荨麻疹等疾病。荨麻疹常由冷热刺激，或吃了腥发的食物，导致身体组胺分泌过多而诱发。临床实践表明，活血化瘀药物对荨麻疹确实取得了很好的疗效，特别是对于慢性荨麻疹，治疗几年都没有好转，用了活血化瘀药以后荨麻疹就好了，其作用机制正是通过调节毛细血管通透性实现的。

3. 对血液物化特性的作用

临床发现，血瘀患者往往血液物化特性出现异常。上海中山医院对41个系统性红斑狼疮患者的血液物化特性进行测定，发现患者的血液物化特性有明显的异常，具体表现在血浆黏度升高、全血黏度升高、细胞电泳时间延长、纤维蛋白原增加。这些患者用活血化瘀法治疗之后，临床症状有明显的改善；随后再测定血液物化特性，有些患者的异常部分全部恢复正常，有些患者部分恢复正常。

类似现象在血栓闭塞性脉管炎的治疗中也得到证实。有些单位用丹参注射液进行静脉滴注，或者进行肌内注射，也看到血液物化特性改善的情况，即治疗前血液物化特性出现异常，经过注射液治疗后，血液物化特性由异常变为正常。有人对50个银屑病、神经性皮炎以及荨麻疹患者进行观察，对这些患者进行血液物化特性测定，发现其中有20多个患者全血黏度是增高的。虽然这三个疾病类型不同，但他们的全血黏度都是增高的，通过活血化瘀治疗以后，在黏度下降的同时，他们的临床症状也得到明显改善。

上述临床研究结果表明，活血化瘀的作用机制可能与纠正血液物化特性密切相关。

4. 对神经系统的影响

大量动物实验提示，活血化瘀药物对神经系统有一定作用，即通过神经反射调整血管功能。比如，现代药理研究表明，赤芍这味药有镇定镇痛等抑制中枢神经系统的作用，丹参也有镇定作用，大黄对中枢神经系统、周围神经系统及植物神经系统紊乱失调有调整作用。

我们知道，有些皮肤病的发生和发展，与神经系统的失调有一定关系。皮肤病中的一些疾病，如中医的牛皮癣，也就是西医学讲的神经性皮炎，西医学认为其属于皮肤的神经症，与神经系统的紊乱有关。对于神经系统紊乱，我们应用丹参静脉注射，之前患者比较烦躁，或者晚上梦比较多，注射以后，睡眠状态会好转，患者情绪急躁的情况也会有改善，随着这些症状的好转，皮疹也会好，这也说明活血化瘀药物可以通过调节神经系统功能发挥治疗作用。

前几年，我每周三上午到瑞金医院的皮肤科帮助查房，本病房的护士得了很严重的神经性皮炎，用了中药、西药等许多药，包括普鲁卡因静脉封闭等，效果都不佳。这个患者心情很急躁，皮肤痒得很严重，整晚不能入睡，所以就请我开中药试试。我开好药后嘱咐她不要用普鲁卡因静脉滴注，否则会整日昏昏沉沉，糊里糊涂，建议让她用丹参静脉注射。治疗2次之后，患者的睡眠得到很好的改善，急躁的心情也好转了，接下来皮肤瘙痒也随之好转。经过1个星期的丹参静脉注射，皮疹基本上都好了，心情也很愉快。她说自己在皮肤科当了几年护士，见了许多神经性皮炎患者，效果像自己这般好的还是第一个。后来，瑞金医院皮肤科治疗神经性皮炎的时候，不再多用静脉封闭，往往都用丹参注射液静脉滴注，同样起到很好的疗效。这是什么道理呢？主要是活血化瘀药物确实通过调节神经系统功能发挥治疗作用。这是第四种作用机制。

5. 对腹腔渗液以及对炎性包块的影响

山西医学院、天津的南开医院、中国医学科学院等单位通过大量研究认为，活血化瘀药物可以治疗急腹症，腹腔里有很多渗出液，如腹膜炎、腹腔炎性包块、急性阑尾炎后由于阑尾黏液渗出导致的阑尾包块等。为什么中药治疗以后，阑尾包块不开刀就可以吸收，整个包块可以消失？有些腹膜炎的患者经过中药治疗以后也会好转？最明显的例子，就是胃穿孔后引起的腹膜炎，如果穿孔很大，一般选择手术治疗；如果穿孔小，就用非手术治疗。那么胃穿孔以后，胃中液体渗出，渗透到腹腔中，引起继发性炎症，不用手术的方法，只吃中药，为什么能够治疗？上述这些单位的研究结果表明，中药疗效来自几个方面的综合结果。

活血化瘀药物中，丹参、桃仁、赤芍、生地黄、木香，这五味药能够兴奋血管的 β 受体以及 M 受体，从而扩张血管，增加血液流量，改善局部血液循环；同时也使得全身的血液流速加快，血液容量增多，增强吞噬细胞的吞噬功能，从而将腹腔中的炎性因子清除掉。这样腹腔中的渗液也就消失了。这就是兴奋血管 β 受体以及 M 受体引起的一系列变化。

另外，也有研究表明，中医活血化瘀药中的牡丹皮、赤芍、桃仁、红花、延胡索都可以促进腹腔渗液的吸收。为什么能够促进吸收呢？原因与上述相同，这更加表明了，上述结果不是一个偶然的现象，而是客观的规律。另外，有些单位研究表明，活血化瘀药里的赤芍、丹参、桃仁对葡萄球菌、甲型链球菌、乙型链球菌、伤寒杆菌、痢疾杆菌等细菌都有很明显的抑菌作用，可以通过抑菌来消散炎症。

还有些单位研究发现，丹参、桃仁、赤芍、生地黄、木香等活血化瘀药物具有一定的镇痛效果，其中镇痛效果最为明显的两味药为乳香和没药。实验还发现，桃仁、红花、牛膝、红藤、生地黄、木香、郁金、赤芍，这些活血化瘀药在高浓度的时候，有增强胃肠蠕动的作用。

这些研究结果表明，活血化瘀药治疗腹腔炎性病变有这样好的效果，是一个综合性的结果，是通过兴奋血管的 β 受体和 M 受体，使吞噬细胞的吞噬功能加强，对某些细菌的抑菌作用以及通过增加胃肠蠕动而实现的。

上述内容归纳了用西医学的手段来研究活血化瘀药的作用机制，共五个方面，供大家在今后临床工作和实践中参考，相信能通过大家的研究，能真正研究透彻活血化瘀药的作用机制。这是第二个体会。

（三）加减变化

最后谈一点临床用药的体会。大家都知道，活血化瘀的中药加在一起有 100 多种，顾伯华教授在临床实践中往往以四物汤、血府逐瘀汤这两个方子为主方，再根据临床变化，随症加减。顾老善用的中药归纳起来有这几味：当归、赤芍、川芎、益母草、穿山甲（用代用品）、红花、泽兰、丹参、王不留行、苏木。他常以这些药物随症加减。

如果患者的肿块质地很硬，固定不移，往往上述活血化瘀药不能起到很好的效果，这时可以用破血的药物来治疗。顾老会用三棱、莪术、土鳖虫等破血消瘀的药物，其效果比一般活血化瘀药效果好。如果患者有固定性的疼痛，可选用既能活血又能理气止痛的药，如延胡索、香附、醋郁金。如果患者疼痛得相当厉害，用了活血化瘀、理气止痛的药物没有效果，加用乳香、没药两味往往能收到显著的止痛效果。其止痛效果远远超过延胡索、香附、郁金这些药。

但是乳香、没药也有缺点，即味道比较苦，患者往往不愿意吃，多用后会导致消化道不适，出现恶心呕吐，因此一般不使用，实在疼痛时才会加用。使用的话不要久用，疼痛好转后，使用其他活血化瘀、理气止痛的药，同样有效。

今天我就向各位介绍这些内容，谢谢大家。

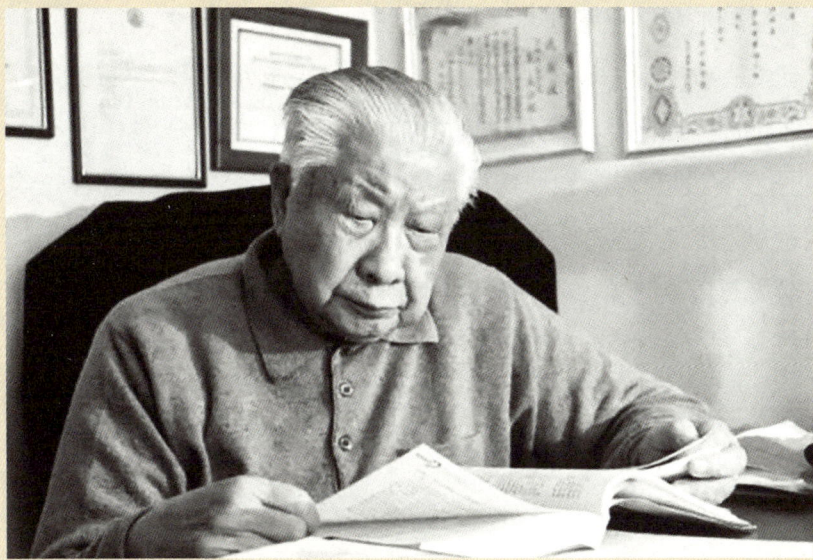

奚永江简介

奚永江（1925—2020），教授，上海中医药大学博士研究生导师。祖籍上海川沙，投身杏林始于家学，后考入上海中国医学院；1943年，毕业随父襄诊；1945年，独立开业悬壶上海；1951年，报名参加第二批上海市抗美援朝志愿医疗队赴鸭绿江边前线医院工作10个月，用针灸疗法救治伤员；1953年，分配至上海市公费医疗第五门诊部，创建针灸科并任科主任；1954年，被上海市卫生局指定为"华东高干疗养院"特约针灸医师；1955年，上海市卫生局建立"中医师带徒"制度，奚永江被聘为第一届中医带徒老师，收徒3名。奚永江历任上海中医学院针灸系刺灸教研组副主任、针灸教研组副主任，卫生部上海国际针灸培训中心副主任，上海中医药大学针灸推拿系主任。

奚永江是海派中医奚氏针灸流派创始人，是上海中医药大学附属岳阳医院针灸科奠基人，是新中国针灸教育的先导人物之一，临床擅长运用针灸治疗内、外、妇、儿各科疾病及疑难杂症，尤其在类风湿关节炎、排卵障碍性不孕症、慢性肾炎等疾病的针灸治疗方面具有独到见解。他秉承"一针二灸三服药"的治疗理念，被患者誉为"妙手神针"。

奚永江是"水针疗法"的重要发掘者和推广者，为现代针灸疗法的创新发展作出了突出贡献。其主要学术著作包括：担任全国高等医药院校教材《针法灸法学》主编、《奚永江针灸临证验案》主编；参与编写《针灸学辞典》《新编中国针灸学》等工具书；并主持设计了十四经脉玻璃人模型与十四经穴彩色解剖图等。

第一讲　针灸在急诊中的应用

内容摘要

本讲主要介绍了针灸疗法在急症救治中的临床应用要点与诊疗心得，阐述了针灸治疗腹痛、休克、昏迷等急症的操作规范与注意事项，并介绍了相关动物实验研究的成果。奚永江特别强调，青年中医师应当坚持针药并用的治疗原则，在临床实践中勇于探索创新。

主持人（裘沛然）：今天我们请奚永江教授讲关于针灸治疗急症。这个问题一直以来是我们中医存在的一个大问题，大家都有这个印象，似乎中医一直只能去调理疾病，对于急性病就不行了，相比西医看得不好。当然，我要承认西医在急诊方面有它的专长，有它的特点，但是中医在急诊这个方面，也不是说完全不行的。中药方面有很多的方剂，可以治疗急症，特别是针灸在急症方面也可以起到很重要的作用。针灸治疗急症不仅是针灸科的事情，也是内科的事情，是内科医生都应该掌握的。古代名医，像张仲景、华佗、孙思邈等，这些医药大家，都是精通方剂，也精通针灸，因为在疾病的不同阶段、需要采用不同的治疗手段，很多时候针药并用能取得更好的疗效，尤其在急症救治方面，针灸更具有其独特的优势。

奚永江教授在针灸治疗急症领域造诣深厚，取得了很大的成绩。今天，他将毫无保留地与我们分享他的临床经验和研究成果。让我们表示欢迎！

奚永江：各位同道，非常荣幸今天有这样一个机会，和大家交流，交流有关针灸在急诊方面的运用。刚才裘老已经讲过了，现在卫生部正在重点关注这个问题。我们中医过去一直就是"一针二灸三服药"，都是针、灸、药并用的。但是现在看来，出现了各科治疗的病种越来越窄，这是一个通病。我们大家开会的时候发现，中医被局限于治疗慢性病。那么，患者就会说，急症就要找西医大夫。患者这样做是没有什么话讲的。因此，卫生部从 1983 年开始已经在抓这个问题。我们在研究生培养的过程中，也特别注重针灸在急诊方面的临床经验总结。因此，今天我将结合具体病例，向各位做一个介绍。

一、腹痛

第一个题目，我们讲义上面已经写了，就是腹痛。本来呢，有的同行已经和我说了，是不是写一个痛症？我们扎针灸也好，吃中药也好，都需要治疗痛症。我说腹痛已经很好了，讲痛的话可能一个下午也讲不完，范围放窄一些，内容可以讲得开一些。

我们到国外访问的时候看到，现在有许多麻醉科的医生改行了。改行干什么呢？就是改行做针灸医生了，牌子挂的是疼痛门诊。就是说有痛症的，他都给你解决。他们运用我们针灸的方法来治疗痛，并结合麻醉的方法。像癌症晚期的疼痛，他们也可以解决。因此，在国外，对疼痛的研究，治疗疼痛的门诊很普遍。我们针灸对各种疼痛都有良好疗效，一般说都是可以治疗的，但今天我们还是集中讨论腹痛这一特定病症。

腹痛在急诊里边比较常见。讲义上有的内容我尽量少讲，心得体会尽量多讲。因为这个讲义上你们都可以看到的，所以我想避免重复。

关于腹痛的治疗，必须强调辨证与辨病相结合的原则。20 世纪 50 年代，我们和中山医院合作开展针灸治疗急性阑尾炎的临床研究，积累了丰富的病例资料。研究证实，针灸对急性阑尾炎的疗效是确实的。但是现在大家很少用，这个问题值得大家讨论一下。是不是针灸治疗阑尾炎不灵呢？大家说这跟针麻一样，针麻现在好像是不灵了，不用了。这个问题在讨论的时候我们要谈谈。因为根据大量的临床，以及我们动物实验的结果，针灸具有镇痛、解痉、消炎的功效是肯定的。

对于外科疾病，我们的针灸在一定的场合都可以运用。比方说阑尾炎的患者，凡是单纯的阑尾炎，用针灸就可以解决问题。这是一个积极的疗效，有效率是很高的。但是我们也有失败的病例，什么病例呢？就是坏疽型的阑尾炎，或者患者来的时候已经有局限性的穿孔了这样的病例。所以，我们编讲义的时候就写，针灸治疗急性阑尾炎适应的范围是急性的单纯性阑尾炎。

比方说，我们有一个患者，他很标准的，有阑尾炎的典型症状，有反跳痛等急性症状，白血球非常高，大概有一万接近两万，有些时候白血球不高的也有，伴随一点低热。我们观察，这样的患者一般做了针灸以后，2～10小时，白血球都会下降，症状可以逐步缓解。我们通过观察大量的病例得出这样的结论。相反，有许多医生逐步不用针法了，刀子不用的话要生锈的，假如说你们在急诊的场合，患者被确诊了急性单纯性阑尾炎，疾病诊断明确了，你就放胆地做，很快的，在2小时以后，首先临床症状会缓解，然后白血球会逐步逐步降下来。

在腹痛的诊疗过程中，我们必须重视鉴别诊断，尤其要警惕其他系统疾病引起的腹痛。这点我提一下。例如，患者来看急诊，她肚子痛，但有的时候，这是妇科的病，是宫外孕引起的腹痛。这种情况我们在临床治疗的时候特别要注意。如果没有用药，或者用了止痛药缓解了表面的现象，会耽误宫外孕的治疗，就误诊了。

天津急腹症治疗小组在20世纪60年代就大胆采用针灸治疗急腹症，积累了丰富经验，特别是局限性腹膜炎，针灸恰恰是很适应的。因此，不要以为过去我们提得比较多，现在不常提了，就是针灸不灵了，不是这个意思。凡是局限性的腹膜穿孔，天津的急腹症小组第一就是用针灸，在24小时以内，症状会逐步逐步得到控制。这个在我们中西医结合的时候前进了一步，过去我们的脑子比较保守，一穿孔，就不敢下手了，后来有西医大夫的配合，再加上观察，那我们思想的囹圄好像冲开了一些，脑筋也解放了一些，穿孔的也敢用了。

下面我想介绍一下我在针刺方面的个人心得。这些个人的心得，我在讲义上写了，分了两个部分，首先是治疗原则，然后是举一些方法，我就不详细说了。

针灸要在辨证的基础上进行。但是各位老师，你们用的穴位可能大同小异，但效果可能不一样。比方说，有临床报道，治疗什么病，用合谷。你说合谷我也会扎啊，但是复制的时候，你针刺的效果没有他的好。这时往往要产生疑问，是不是这个报道夸大效果了？就是说有点水分太多了。这是很容易产生的一个疑问。第二个问题呢，就是说同样的一个穴位，临床用的和你在书上看到的有不同。我举一个例子。我们编教材的时候，收到了各地很多治疗什么病有很好效果的材料，这些书面的材料给到我们后，我们把它编到教材里。但是我们后来发现，别人用了不灵。这个是什么道理呢？这个定位其实是有问题的。

比方说合谷，我们书上定的位置和他们实际用的位置不一样。有的人打合谷

（注："打"就是针刺的意思，当地说针刺治疗叫"打金针"）时打的是三间的部位，但他写的是打合谷。再比方说，足三里按照膝下 3 寸定位，大家都知道。但实际上，我们去了一看，有的医生打在了四里，有的打在了五里。因此，当前针灸临床操作的水平确实存在问题。

现在，我们和国外交流的时候，有外国人这样说，说看你们《中医针灸》上面记载的效果挺好，但是我们复制的时候效果不太理想，说你们中国人太保守，都是留一手，留了一些不愿意给人家介绍的方面。当然我们应该保密的当然应该保密，但是我们国内也存在这些问题。我们看了许多报道，但没有去看他怎么扎，有些针刺的穴位实际位置和书上不符，却仍被采用。

我打个比方，足三里下两寸有效果的话，你尽量讲这个距离是足三里下 2 寸，不要写上巨虚，因为足三里下 3 寸是上巨虚，不要硬凑。定位时既不是上巨虚也不是足三里，随意往上或往下"凑"位置，反而会影响疗效。过去我们曾有"穴域"的概念，但实践证明穴域的定位不太稳定，因此，现在我们比较倾向于使用"经域"这个概念。但即使是足阳明胃经的经域范围，若没有明确说明该经脉上下左右的具体治疗位置，临床效果同样不理想。这一点必须特别注意。

现在我再讲一讲腹痛。我们对症好了，针对腹痛，我们根据症状用药，有解痉的药，镇痛的药，有抗炎的药，这类药物西医都会开出来。但是我们不用抗生素，也不用打阿托品，我们就用针灸，在急诊间里观察。只要完成鉴别诊断并确诊后，我们治疗就用以下几个穴位效果是比较好的。这几个穴位是合谷、内关、足三里，下面我重点介绍这三个穴位。这三个穴位都是久经临床考验的，我们的同行中有许多搞过针麻研究，对吧？过去我们都交流过。在全身手术中，根据大量的临床实践以及动物实验结果，合谷、内关、足三里这三个穴位镇痛、解痉的效果都挺好。因此，我推荐给大家，因为可能有许多大夫不是针灸专业，但凡是遇到腹痛患者，只要完成鉴别诊断并确诊后，我们可以先用这三个穴位镇痛，通常能获得很好的疗效。

那么这些穴位的定位怎么确定？要按照现在的教材的规定，对外参考《中国针灸学概要》，对内则采用《针灸学》教材的定位标准，但需要注意的是针刺的手法。

合谷和内关的针刺方法有所不同。合谷穴的针尖通常紧靠食指侧，从拇指和食指之间的指蹼缘入针，进针时偏向食指侧，针尖也朝向食指方向。这样更容易得气，针感向食指方向传导，临床效果比不注意针刺方向时更好。这种刺法是根据手阳明大肠经的循行方向确定的，因此效果更理想。

第二个是内关穴。内关在镇痛时通常采用斜上刺，针尖朝上，向心性地刺入。内关穴的对面是外关穴，对吧？我们要获得更好的镇痛效果，应该斜向三阳络的方向进针。在胸腔开胸手术时，我们曾用过这两个穴位，镇痛效果是非常好的。在治疗腹痛时，针尖也要朝上方，进针深度通常为1寸。切忌用内关透外关的刺法，因为这种方法容易产生副作用，可能损伤正中神经导致手部麻木，其效果也不如斜上刺的效果好。因此，临床上，我们要注意这方面的问题。

关于足三里穴，我们一般的定位是在犊鼻穴下3寸，胫骨旁开1寸，旁开1横指。这一针要深，一般的话要深到1寸半左右。得气后，针感多向足背方向放射。该方法对腹部疼痛的效果比较好。

现在，针刺顺序都是先上后下，就是合谷、内关、足三里，这样的话就是6针，每一个穴位运针1分钟，完成一轮操作需6分钟。快的话，一轮6分钟捻下来，腹痛的痛势会逐步逐步减轻。一般的话，最多捻2遍，12分钟下来，疼痛就逐步逐步缓解了。你可以和打阿托品，或者打解痉药做一个对照，这个效果还是很好的。

下边讲一讲中脘、天枢、气海。一般治疗腹痛，加上这三个穴位就够了。我常用中脘、天枢、气海。这个是什么道理呢？就是局部取穴与循经取穴的配合。比方说，我们是上消化道的问题，比如胆囊炎、胆绞痛、胰腺炎，或者胃肠急性的发炎，我就用中脘，中部用天枢，下边用气海。这样的话你看一看，整个腹部以肚脐为中心，四边都有穴位扎上去。对于腹部疼痛都能起到局部的解痉作用。但是针刺的时候要注意，这个不要扎太深。目前，针灸有两个学派，有一个学派，他们主张用"芒针"，芒针的针法，扎得比较深，又长又深。但我们在临床上不用这个针法。我们临床上针刺的时候，要浅，要慢，只要掌握这两个要领就行了。在腹部阑尾有个麦氏点，有个压痛的地方，你也可以扎的。这四针扎了以后，腹部钝痛可以缓解。进去的时候，不要快，要逐步逐步地加深，越慢越好。慢到什么程度呢？我们治腹痛最好扎5分深浅，不要超过1寸，最好的效果是5分左右。这个5分的深度，时间掌控在1分钟，你要做到1分钟，扎这个5分距离。比方，你用了1寸半的针，扎了5分了，就是落到外面落了1寸，就够了。有的时候，我看到瘦的患者，就扎 3 分，只要扎 3 分深，痛就止了。这个你们以后在临床上治疗的时候要注意。

我们也可以扎深一点。比方胃痛的时候，我可以深，扎 2 寸也是可以的。有一部分大夫，特别是西医大夫，看到针穿过腹膜了就有点怕。那么是不是打得越浅越好？我的体会倒要适度。这个病不要太深，太深了得气也慢，止痛的效果没有我们很慢很慢逐步逐步加深到 3 分到 5 分效果好，慢的目的在于行气。

我们中医理论认为气的不流畅可以导致生病，因此我们只要能够得气，气能够扩散，就不会生病了。所以，这个针法方面，我跟大家交代一下，两个学说是两样的。中脘、天枢、气海，都不要深，要慢。

还有一个方面，我不想多谈了，就提几个比较突出的，稍微说一下。比如，现在我们胆道的研究很多，比如胆结石的治疗，最近我们给耳部埋籽，疗效很好。这个疗法是在耳针基础上发展的，埋了一些籽，这个排石率可以提高。

在 1979 年的时候，山东文登报道了针灸排石，针刺日月和期门，就是这两个穴位。他们总结了经验，针刺日月和期门这两个穴位，结合吃一点硫酸镁，可以促进胆总管的石头排出来。现在该疗法逐步发展到耳部穴位按压。当时，我们到那边去采访了一下，也亲眼看了一下，这两个穴位的实际操作位置与文章记载的位置有所不同。有什么不同呢？一般我们定位期门是乳下二肋间，就是乳头下边两个肋间定期门，对不对？但是他们扎的时候却是从肋弓上面扎的。你看这是我们期门，但是他扎的时候恰恰相反，他是从肋弓上面扎，针尖横的，横到这个期门上面，日月也是这样横过来。他的操作是从肋弓的边缘进针，针尖向正中线方向，两个针是横的，横在我们所谓的胆区这个解剖部位，就是右边肋弓的边缘，然后接上脉冲电，给他放电，放电会有波动的感觉，针刺后 1 小时，再给患者吃 10% 的硫酸镁 30mL，促使肠道蠕动。我们知道，胆总管上面有一个 Oddi 括约肌，使这个 Oddi 括约肌放松，胆石就能排出来了。因此，我们有这样的体会，就是针刺能解痉，肌肉放松了以后，这个石头就出来。根据他们介绍，1cm × 1cm 大小的结石都能排出，他们收集的病例中也有直径达 2cm 的结石。这告诉我们，我们在治疗的时候，在临床上用针刺的时候要注意，一个是手法的问题，一个是定位的问题。

关于胆囊疾病的研究，有些问题值得我们今后提高认识，特别是这个排石的问题。出来的这个结石，是不是从胆囊里出来的？这个我们要注意。因为我们要客观一些，排出的有可能是粪便中混杂的其他结石。患者拿来这个石子，不一定是胆囊里边结的石子，对吧？这样说是不是想否定疗效？不是的。我们不是否定它的疗效，有许多排出来的的确是结石。我们在做的时候，要有一定的物理常识，在写的时候要注意这个问题。不然患者拿来的这个东西，有的时候不是真正的胆结石，就会影响排石疗法的可信度。所以，这种患者最好是住院观察，住院的话治疗效果比较好，说服力也强一些。这个方面我要提一下。

我再介绍三个在治疗腹痛时常用的穴位，因为讲太多你们要忘掉。耳穴中的神门、交感、皮质下，这三个穴位是我们搞针麻常用的穴位。我在临床上体会，应该用一个推针，在耳朵上面推一下，如果钝痛厉害的话，可以用针刺；钝痛不厉害，就在这个穴位的上下左右找，找一个敏感的地方刺激。特别是要对应脏腑，比方说胆病，就在胆区找，肝病就在肝区找，腹痛就在腹部找，找钝痛的部位。

我现在临床上是用止血钳找的，找到以后用止血钳加压，不扎针。止血钳要用顶端光滑的那种，用止血钳顶上那个痛的部位，1分钟就好了，你不要动。患者会以为你在扎针，会问："你给我扎针了？"我说："不要怕。"1分钟以后，这个钝痛就缓解了。这个方法很简单，不会感染，我们耳针怕感染，而且也不用贴籽那么麻烦，就是直接给顶上去，抵上1分钟，就能产生镇痛的效果。这个方法你们在临床上试试看，很方便。

这个是什么道理呢？可能和体液调节有关系。我们现在在动物身上做实验，研究其与体液的关系。临床上，一定要有一定的时间，不是一扎就能止痛的。这个在动物实验上已经做了验证，可以取得相同的效果。我们在临床治疗中可以运用这个经验。

二、休克

第一个方面腹痛，我的介绍就这样，结合了一些个人的体会。第二个方面介绍休克。休克在讲义上都写了。休克治疗，这个工作比较辛苦。急诊室里边休克的患者，家属是非常着急的。你来专门搞针灸治疗休克，家属是不愿意答应的。这么重的病，你们就是搞一点灸，搞一点针就算了？所以，后来我们得到这样一个经验，因为急诊过来，休克的患者本人不能讲病情，对吧？可以和家属讲，总要问诊的，在这样一段时间里，多少时间呢？我们统计了，大概 15 分钟。我们的针刺就在这15 分钟里面，给一部分患者进行一些针灸的治疗。

休克的患者，比如老年患者脑梗了，脑梗以后送来出现感染性的中枢性的休克，家属明明知道不行了，还会一大群一定要千方百计地要我们想办法。这种患者药用上去以后，可能西药和中药效果都不大，但我们针灸加上去，有可能血压就上升了，各方面情况也可以好转。我们这个方法有效。因此，你们在做急诊的时候也要注意这个问题，要单独去观察，但患者家属是不容易接受的。所以，我们收治病例也比较困难。这种情况下，我们也做了一些病例。

我们用什么方法呢？我们使用艾灸，因为我们知道休克属于亡阴或亡阳证，但是大部分以亡阳证为主，因此，我们就用灸作为一个主要的手段。我们翻阅了一下文献，古代的、近代的，用针也可以，用灸也可以，但是灸的效果是最好的。我们找哪个穴位呢？关元。关元这个穴位是最好的。因为丹田是元气之根，元气不能脱离。如果阴阳离决，则生命危殆；如果元气尚存一线，则生机犹在。根据这样一个指导思想，我们做了一些艾灸关元抗休克的观察。后来，我们发现了一些成效，就过渡到动物身上去做，因为其机制研究不能在人身上做。我们发现针灸有疗效，但是这个疗效要在动物身上去说明。

因此，我们与实验老师配合，先在大白兔身上进行实验，效果显著。随后在大的动物上进行实验，我们选用了狗，共使用了十几只狗进行实验，以失血性休克为主要模型。我们通过给狗放血，使血压降至 50mmHg 左右，持续时间为半小时到 1小时。我们灸了以后呢，血压就上去了。实验还是有效果的，一灸血压就上去了。

我们知道，休克的种类很多，在急诊间里大量的患者是感染性休克。感染性休克我们在患者身上做得多，但是在动物模型上复制比较困难。什么道理呢？因为动物感染到一定程度，我们控制不了，它要死亡的，不像失血性休克模型易于控制，当然这个问题将来说不定可以解决。现在发现，我们灸关元对于感染性休克也好，对于中毒性休克也好，一般都能增加机体的防卫功能。

我们在临床上采用了哪些指标呢？一个是心率，一个是呼吸频率，再有肛门的温度以及指端的温度，还有一个血气分析，就是耗氧量的分析。本来我们还有甲皱微循环的观察，后来因为研究生培养周期的限制，时间来不及，就没有完成。实验结果说明，针灸在治疗休克的时候可以作为治疗指南的一个部分。我们发现许多休克用了药后，血压上不去，这个时候加用针灸有很好的疗效，可以起到协同的作用。

关于针灸抗休克的问题简单就讲到这里。我再补充几句，这个工作我们花了3年时间。现在看来，我们针灸治疗休克，在初期和中期这两个阶段效果是比较好的。这两个阶段，针灸可以发挥很大的作用。到了晚期，综合处置没有效果，我们针灸用上去效果也比较差。

这个问题提示我们，疗效与机体的抵抗力有很大关系。我们发现，凡是药物用上去，可以升血压、可以抗休克时，针灸也可以有效；药物没有效果的话，针灸也很难起到很大的作用。所以，针灸与药物疗效可能是平行的关系。我不用药，针灸也有效果。对于用药了没有效果的，要看他初期、中期，我们也可以尝试针灸代替疗法。这一问题值得进一步深入研究。

有的休克可以不用灸，在休克的初期，我们可以用针刺。针刺的话，我们报道比较多的是用水沟，就是用人中这个穴位。但是针刺人中的时候要注意，针刺的方向应该向鼻中隔的方向往上刺。

民间确实有这样的经验。老百姓遇到休克的人，常常会用指甲压人中。但是很多人压了没效果，反而把嘴唇都压肿了。这是为什么呢？其实关键在于要压鼻根部，就是水沟靠上的位置，这里的刺激最强。这样操作才能让休克患者苏醒过来。

推拿医生点的时候也要点这个地方，扎针的时候要扎到水沟上1/3。医生有的时候不注意，用直刺，一直刺到牙齿的根部，刺到牙龈部位，这个是没有效果的。一般进针时，针尖应该往上，向鼻根部刺，这样交通督脉的效果好。因此，讲到这的时候，我特别要强调一下这个穴位的正确使用方法。

素髎治疗休克，这个文献报道也很多。我想大概是这个道理：你看素髎不就是刺激鼻中隔区域吗？人中也在这个位置。因此，我们在动物身上复制的时候就知道定位要在鼻和唇交界的地方，给这个位置加压可以起到兴奋神经的作用，可以回苏。因此，我们临床时，这个穴位的定位和针刺的方向，要有所注意。第二个问题就谈到这。

三、昏迷

我再讲第三个问题。第三个我们讲义上是昏迷。在急诊间里边，现在是夏天，昏迷的患者比较多。昏迷的患者中，一般老年的中风的比较多。过去我在传染病院时，夏天因得脑炎而引起的昏迷的患者也比较多。我们针灸治疗要区分闭证和脱证，这是关键。闭证和脱证，在我们急诊治疗的时候要注意这个问题，因为我们针刺急救的方法的运用就不同了。因为闭证属于实证，脱证属于虚证。虚实没有搞清，治疗效果就不行。闭证大概可以分两种，一种是热闭，另一种是寒闭。闭证使用开的方法。这个思路都是一致的。用药的话，热闭，我们都是用三宝（安宫牛黄丸、紫雪丹和至宝丹），有时候用麝香，这些都可以。但你用针呢，一定要用凉泻的方法，使他的体温逐步下降，里热得到清泻。如果是寒闭，我们要用温开的方法，用苏合香丸，用温的、芳香的。针灸治疗时，你就要注意了，有的时候可以加温针，在针上边加一些温热的刺激，或者在方法的运用上，或者在手法的运用上。在昏迷的时候，不同的闭证在用针上有所不同。

这个方面，我花几分钟时间向大家介绍一下。我们中医现在的分工越来越细了，过去作为一个中医，针灸都会的，不可能不会的。刚才，裘老讲了张仲景会针灸，金元四大家都会扎针。如李东垣是会扎针的，"东垣针法"在《针灸大成》里面独成一家。到后来，分科越来越细，内科的医生就不怎么碰针灸了。

我们针灸里边有个泻血的方法，人家看起来就怕。"怎么针刺出血了？你这个大夫大概不太行的。"上海话说"不太行"，就是说你这个技术不太高明，你一扎怎么给扎流血了。其实这是误解，我们泻血法的正常操作就是要出血，这是最好的一个泻的方法。

我们在《黄帝内经》里边看一下。《黄帝内经》说：急性的腰扭伤，刺委中出血，腰杆子就能挺直了；急性筋的扭伤，一放血就好。我们在医院里收治了很多急性丹毒的患者，他们会发烧，有的患者打青霉素效果也不好，照样发高烧，腿红肿热痛。我们就收治了一批患者，用什么方法呢？就是用泻血的方法。泻血，很方便，就是在腿部红肿热痛的地方，消毒好以后，用三棱针排刺出血。出血量大概多少呢？一般来说就是 10mL 左右。放血以后，体温和白细胞数量就会逐步逐步下降。一般我们连戳（放血）3 次，炎症就可以基本消失了。

我再顺带提一下。我们在治疗血压高，或者热极的时候，都可以用泻血的方法。泻血的方法可以治大热。但泻血的方法，现在我们学生都不敢做。患者住院到病房，遇到合适的病例，我都会指导他们做，做几个就会了。我们这些很好的方法必须流传下去。

这个是什么原理呢？我们将来可以在动物身上进一步研究看看，这也值得我们一起研究。在座的老师有兴趣的话，我们一起选择些病种研究研究，它的疗效确实很好。

四、晕厥

后边几个病，一个是晕厥，另一个是血证，我还是要介绍一下。此外，还有一个是我们抢救心力衰竭的。对于心力衰竭，针灸的效果还是不错的。呼吸衰竭、肾功能衰竭我就不介绍了，我后边重点介绍一下心力衰竭，这个讲义里没有，我等会儿补充一下。

晕厥在急诊里边常常碰到。我认为晕厥里面有两个病，针灸效果特别好，一个病是癫痫，这个提出来和大家讨论一下。有许多内科医生对这个毛病很头痛，是吧？但是针灸呢，我们发现有效果，后来我们在动物身上的实验也获得了很好的疗效。

我们的方法是用督脉的一个穴位大椎，大椎在第七颈椎下，此外还有身柱和腰奇。我是每次只扎一针，第一次常规是先打大椎，只要一针就可以了，不要一开始就打三个穴位，否则下一次就没有穴位可打了。这个治法一个礼拜要扎 2 次。

方法是什么呢？让患者坐位，头颈往下，找准穴位后，入针大概 1 寸深。我们都了解解剖部位，最好针刺到黄韧带的部位，不要到硬膜外，也不要刺伤里边的脊髓。我们从肌腱层打进去，用捻的，逐步逐步进去，深浅在 1 寸左右。这时，患者会出现往下走的针感，有的时候会出现往头颈上边走的针感，其中，有往下走的感觉的效果最好。但是，有的时候你针得不好，针尖偏的，针感会传导到肩膀。所以，你要问他感觉怎么样。他说到肩膀上了，这说明你的针尖偏了。若偏向左则传导至左肩，偏向右则传导至右肩。这时，你要把针退出来，再逐步逐步加深，以捻转为主。理想的针刺感应应该是从上往下传导。如果你发现针刺空了，没有阻力了，你要立刻退出来，因为可能到硬膜腔了。我们不需要扎太深。达到位置了就捻针，捻半分钟到 1 分钟，逐步逐步由深到浅，在半分钟里边，从 1 寸的深度逐步逐步地再出来。操作完成后，让患者观察休息一会儿再离开。最好让患者休息一下，不要马上让患者走，防止发生晕针。我们发现有许多人会晕针，平卧休息一刻钟再回去，就行了。

第二次，打身柱。身柱的部位在第三胸椎下正中线，督脉的穴。它进针的深度不到 1 寸，比大椎要浅一点。背部穴位进针都要浅一些。大椎在颈椎中最大的一个椎下面，所以进针可以深些。身柱这个穴位进针的深度掌握在 7 分到 8 分就可以了，同样要保持针感向下传导，不要向左右扩散，沿正中线向下传导的效果最好。

第三次，做腰奇。它属于经外奇穴，古代治癫痫的，过去有报道过。该穴在第二十一椎的下面，就是骶裂孔的上边，属于督脉的穴位。操作时，在腰俞进针，针尖向上透刺 2 寸，这个就是腰奇。

所以，你们在看经外奇穴的时候可能会看不懂。腰奇到底在什么地方呢？好像在腰俞上 2 寸，其实不对，是你要在腰俞进针，要透上去。很多经外奇穴都这样，要透过去。我们每次要捻转 1 分钟。我们以 10 次 1 个观察的单位。

对于这种患者，我们临床多用苯巴比妥这样的抗癫痫药物。但是你不能一下子停药，一下子停会出现反跳。所以，我们在观察期间要逐步减少用药剂量。经过 10 次针灸治疗后，基本上就可以停用药物了。通过观察发现，有些原来 1 周发作 2 次的患者，可以逐步减少到 2 周发作 1 次，或者 1 个月发作 1 次。这就是治疗效果的体现，说明病情在逐步巩固。

因为这个病需要长期观察，所以，我们发现了一些良好的苗头。后来我们在动物实验中，用大白兔进行研究。我们建立的模型是通过过敏反应引起的惊厥，即用青霉素诱发的。但这个模型不完全等同于人类癫痫的发病机制。我们用青霉素滴在实验动物的眼睑上，逐步增加剂量，直到出现抽搐。我们用脑电波接出来，发现是和癫痫类似的波。我们在动物相当于大椎、身柱、腰奇的穴位上进行针刺，并通以适量电流以便于控制，结果发现动物的惊厥症状逐步缓解了。我对这个研究很感兴趣，大家也可以一起摸索尝试一下。

晕厥中，第二个效果好的是癔症。这种晕厥，针灸的效果是最好的了。癔症，我们可以用暗示疗法，比如木僵的情况可以立刻恢复。我们针灸是全身取穴。对于痉挛的症状，我介绍几个效果比较好的穴位。

上肢症状取后溪效果最佳。后溪是八脉交会穴，通督脉。操作上，采用后溪透劳宫的刺法，针要扎得深。对于拘急或木僵的，针刺后溪得气后，轻轻地提插，逐步逐步这个手指就放松了。原本强直的手部，经过针刺就能松弛，效果很好。

下肢的痉挛，我们扎阳陵泉效果最好。阳陵泉要定位准确，要扎在胫骨和腓骨之中，要深刺，大概要打 2 寸深。扎阳陵泉要深到 2 寸，不能扎 5 分到 1 寸，要扎在腓骨小头的前方。定位进针后，到胫骨和腓骨之间，提插捻转，下肢挛缩的情况，一般就可以缓解了。

全身的情况，比方这个人眼睛是转动的，但嘴巴讲不出话，你就扎人中就行了。我们去年到北京开会的时候，有个部队医院报道了癔症性的下肢瘫痪，就是说两个脚瘫掉了，有的患者瘫痪了好几年了。他们怎么做呢？就用一个穴位。用什么穴位呢？涌泉。这个给我们启发很深。一个下肢瘫痪的患者，他是癔症性的，不是截瘫，真的截瘫是不行的。

针刺涌泉，也是要慢慢地进针。这个针要粗一点，不能用 32 号针，32 号的针太细了。用什么呢？用 26 号的针，用短的，1 寸半的短针，在涌泉上边捻。要用强刺激，捻到患者出现受不了的这个感觉，随后做个暗示，叫他活动这只脚。他的脚本来是不能伸屈的，叫他动动，逐步在捻的时候说，再继续捻，他就逐步会动了。你强刺激捻每个穴位要 2～5 分钟，两个涌泉穴轮流刺激。有的患者扎了以后就能站起来。这个案例给我们很大启发。癔症是大脑皮质高度抑制所致，采用"上病下取"的原则，通过刺激足底涌泉可以取得很好的疗效。

关于晕厥的治疗就讲到这里，其他内容详见讲义。

五、血证

接下来介绍血证。"针灸能够止血的"，这样的一个观点大家是不是能接受呢？有部分人可能持保留态度。他说："针灸怎么能止血呢？"但是，我们通过对末梢微循环的观察，例如在我们搞活血化瘀的时候，可以发现针刺手法不同，可以导致血管的收缩，或者扩张。也就是说，用不同的手法可以导致末梢的血管收缩，也可以导致末梢的血管舒张。这一点客观地讲已经得到证实了。因此，在止血方面，针灸可以有疗效的。我举个例子，大家有机会可以试一试。

我治疗过很多的病例，比如鼻出血，效果十分显著。我曾经碰到一个60多岁的老太太，她鼻出血比较厉害，她到五官科医院，医生是用一根线，在鼻咽部堵塞，外边打个扣子，用这个压迫止血，不是外边用棉条压的。她这个出血比较厉害，医生还在口腔里边，穿一根纱布条，从内部堵上，但是还不行。堵了几次，她仍然能吐出血，她说血从鼻子里流到喉咙了。他们没办法了，请我们会诊了一下。我们看呢，按照中医的理论还是有热，肺胃热盛。这个病用一些中药也是可以压住的，但是效果还是针灸更好。因为我们扎了以后，没有吃药，血就止住了。打哪个穴位呢？第一个穴位是素髎，第二个穴位是迎香。我的理解，这个素髎和迎香起到了主导作用。刺这两个穴位后，可能就是使她这个鼻血管收缩，立即达到止血的目的，因为用肾上腺素，还有纱布填充都没有效果。这个针刺留针时间要比较长，留半个小时。针刺了1次，患者说喉咙里边的血好像下去了，少了。这样做了3次以后，出血都止了。后来，我们经过验证发现，鼻出血用这个针刺方法效果很好。

后来，治疗鼻出血，我们经常加用印堂这个穴位。刺印堂穴，针尖得往下扎到鼻根的部位，使这个针感传导到鼻尖部。这个是斜刺的，不是直刺的。这个印堂直刺刺不进的。我们用提捏的方法，用针尖往下刺，一直刺到鼻根的部位。这样可以止鼻血。另外，治鼻窦炎，这个穴位也挺好。鼻窦发炎特别是上颌窦的炎症，我用印堂穴，一针进去以后，先向左边透刺，印堂透攒竹，随后针尖提上来，向右边透刺，透到攒竹，向左右的攒竹透一下。这种患者比较多，他的主诉是头痛，经常头痛，流黄浓鼻涕。

下面说说咯血。咯血可能肺科碰到的比较多，咳嗽的患者容易发现咯血。往往你用药，比方你用十灰散，或者用清热的，用仙鹤草素，或者你用安络血，这些止血的方法效果不太理想的时候，你们可以做一些针刺。最好的穴位是鱼际。其次是孔最，就是肘下5寸，是肺经的郄穴。专门用孔最治疗咯血的文献报道很多。我们是用七星针叩大鱼际这个部位。叩刺多少次呢？500次。可以清肺热，可以治咯血。这个比较方便，用不了太多的时间，也用不到那么多的针具，叩刺就行。这样的效果比较好。

接下来我们介绍尿血。现在来看，血尿中的无痛性血尿有很多原因不明，在老年患者中，各种肿瘤引起的也不少，但大部分是结石导致的。我们针刺的时候，对原因不明的血尿可以选择些病例治疗一下。当然对尿路结石引起的血尿，针灸可以排石，这个效果已经肯定了。就像针灸能解痉和止痛，肯定有效，这个不介绍了。

现在说说原因不明的血尿。如果患者总是小便带血，或者红细胞即使不是满视野，也至少有两个加号，这样的情况我们就适合针刺治疗。做的话一个穴位是中极。中极在脐下4寸，是膀胱经的募穴。这个和膀胱俞相配，就是俞募相配，前边打一针中极，后面做两针膀胱俞。

这个膀胱俞要说明一下。我们打膀胱俞往往效果不够理想。我们临床上的做法是，膀胱俞一定要打在骶孔才有效果，实际上就是次髎。我们在动物身上做了一些实验，我们要刺到骶孔，刺到第二个骶孔里边，就是膀胱俞透次髎。这样对泌尿系统疾病就有效果了。动物实验可以观察到膀胱括约肌的反应。你光是打在骶骨底下关节的部位没有效果。针刺这个穴可以深一点，一般我们膀胱俞全透的话是1寸半深，这样刺激才能影响到盆腔。我们通过不断实践，不断的动物实验，对操作技术以及取穴的方向，都有些修正，这样在治疗的时候效果就好了。如果按常规方法针刺膀胱俞，效果往往不理想。

血证，我想不多介绍了，你们看一看。便血，特别是内痔、外痔、直肠的息肉引起的，都可以用针灸治疗。比较好用的是龈交穴，直肠部位有痔，或者有钝痛，在龈交上边会有反应点出来。我们可以把嘴唇翻起来，翻起来看这个系带。如果你有内痔或者直肠有病变的话，这个系带上边会有一粒东西，有一粒灰白色的，或者白色的，或者黄白色的，一粒东西。这个就是刺激点。我们可以用针尖刺破它，把这一粒东西给它刺破。一刺督脉就通了，下边肛门的这个热呢，就给散掉了，给疏泄了。特别是嵌顿型的内痔，这个痛得要命，是吧？这个患者的系带上看起来好像有个紫葡萄一样的，一粒一粒的，表示静脉都给嵌实了。你试试看，在这个地方给他刺一刺，这个东西挑掉它。挑掉它，很快就会消炎，退肿。一般你做两三次，这个就可以吸收了。

好，这是我刚才讲的一些补充的问题。

六、心力衰竭

在临床抢救的时候，针灸治疗心力衰竭效果比较显著。目前，我们结合临床实践及科研，尤其针对冠心病患者，开展了较多研究，在动物身上也做了一些实验。我想今天介绍一下，希望引起大家的注意。

心衰的临床症状大部分表现为静脉系统淤血，如紫绀，或者是指甲微循环不良，或者血液黏稠度增加，或者呼吸困难，甚至于浮肿。我们可以适当地运用针刺治疗。病理书上边说，我们要分左心衰竭和右心衰竭，但我们就不分那么细了。我们针刺针对临床的一些症状，只要分阴虚和阳虚，这样就行了。我们发现，分阳虚、气虚、气阴两虚等，在用药的时候是可以的，但是我们针刺的时候只要你区分是阳还是阴即可。为什么呢？因为你的治法会不同。阳虚的患者我们用灸的方法多一些，阴虚的患者我们用针刺的方法多一些。因此，针刺辨证不要像内科那样分得那么细，就是分阴阳，分正气是不是虚，这样就可以了。

我们发现心力衰竭有轻重的不同。轻的时候，可以用这几个穴位。第一个常用穴位是内关。第二是厥阴俞。第三个是心俞。我们经常看一些报刊，看一些针灸的文章，我们统计了全国各地的做法，以这三个穴位为主的，效果比较好。

我现在介绍一下治疗心力衰竭的加减法，介绍以后再讲一些手法。

比方，我们发现心力衰竭是气急的，不能平卧的，一般我们都是要加两个穴位，一个是膻中，一个是俞府。膻中大家比较熟悉，是吧？在两乳之中。它是气的会穴，气会膻中嘛。这个俞府大家比较陌生。它在什么地方呢？它在锁骨下，是锁骨中线内侧跟前正中线的1/2，就是说这个膻中跟乳头不是4寸吗，它当中那个2寸，就是1/2，一直到这个锁骨下，这个地方叫俞府。俞府是足少阴肾经的最后一个穴位。肾经一共是27个穴位。肾经的27号这个穴位，就是俞府。

我们发现冠心病的患者以及心衰的患者，俞府这个地方往往有压痛。你们以后可以关注这个地方。膻中的部位也有明显的压痛。俞府这个地方我们针刺不能深，这个地方深刺就到这个肺尖部位了。我们都是用轻刺，刺到皮下，穿过了皮就行了，穿过了真皮以后，轻轻地捻，就留针了。膻中就不一样了，要沿着这个胸骨往下打。打多深呢？打1寸半。注意了！25°或30°角往下打，不要90°往里，往里就是骨髓穿刺了，这个要注意。往下到什么地方呢？中庭穴，就是膻中下1寸6分，膻中透中庭。你针尖往下，针感的方向也最好是往下，这样的话能够理气，使气平复，还可以有定喘的作用。

治疗老慢支常用的还有定喘穴，在大椎旁开5分，有的书上写旁开1寸。其实这个穴就是一个夹脊穴，第七颈椎的夹脊穴。针刺的时候要深一点，一般不超过1寸。有的人问了，这个夹脊到底距离中线多少？一般我们说一个横指。一个横指不是1寸吗？是1寸，但一般报道的时候说夹脊是0.5寸。但大椎旁边的这个夹脊要宽一点，因为第七颈椎最大，所以相对的话一个横指是对的，但是胸椎这里，这个夹脊就是相对要窄一些，是这个道理。你看这个椎体就是这样，到腰椎就不一样了。到腰椎我们打的时候，因为腰椎宽了，粗了是吧？腰椎的夹脊呢，我们一般都要打1寸，所以，这个华佗夹脊穴在临床上用的时候，胸椎上面是0.5寸，到下边就是1寸，都要放宽一些的。这个要注意一下。

小便少的话，我们加肾俞和三阴交，这个我不写了。肾俞大家都知道。

我们在冠心病里面最常见的也最头痛的是心动过缓，心跳得很慢。许多人吃阿托品，心跳只有40下，都要不行了，太慢了。刚出现心动过缓的时候用针灸的方法是有效果的，有两个穴位我们可以用，一个是通里，通里透内关。这个你们不常用吧？通里用的，但是透内关不太用，对吧？方法是在通里斜透，斜向中心透，透到内关。通里是心经的络穴，内关是心包经的络穴。这两个络穴加在一起，是可以发生作用的。心动过缓根据中医的道理就是心阳不振。我们通络呢，用素髎。这个素髎是督脉的穴位，刚才讲过了，我们在鼻出血的时候也经常用。它对心动过缓有好处。如果是阳虚的，我们可以灸命门，复溜也可以用。复溜在太溪上2寸，是肾经的经穴，是补肾阳的。命门可以用灸的方法。心动过速的，节律失常的，这种情况我们临床上用少府。少府跟内关不要一起用。根据实验结果，内关和少府的作用是相反的。比如，一个是治疗充血性的心肌疾病的，一个是治疗肥厚性的心肌疾病的。我们用的时候要有不同。

我现在有一些实验数据，简单地向大家汇报一下。我们用了四种指标观察这两个穴位的效果，以观察穴位的特异性。第一是用超声心动图；第二是用心尖搏动图；第三是颈动脉搏动图；第四是心音图。这些指标可通过生理记录仪进行记录和分析。实验发现，针刺内关，对正常的心肌有正性的收缩作用；相反，针刺少府，对正常的心肌有负性的收缩作用。根据这样的实验结果，我们认为，穴位是有特异性的。我们在治疗心脏病的时候，不能认为穴位有许多，都用上，有许多都用上去反而不好。具体而言，充血性的心肌病，可以选择内关，不宜选少府；肥厚性的心肌病我们可以选少府，不用内关。

这一结果提示我们，在针灸穴位的特异性之外，穴位之间的拮抗作用，值得我们进一步摸索。我们在动物上，或者在人体上，都可以做出一些答案。目前，我们对穴位有两种认识。一种认为，身上的穴位都是药，没有穴位不是药，痛在哪里扎在哪里。这是对针灸的一个轻率的态度。另一种认为，要把穴位搞得很整体化。这个也不行。我们知道，穴位有相对的特异性，但是有的时候两个穴位用上去可以产生拮抗作用，冲淡了第一个穴位的功效。因此，我们在临床用穴时，要精简。我们刚毕业的同学可能这样做，头痛扎两针，腰痛扎两针，胃不舒服再扎两针，这个腿有点酸又两针，这样从上到下，乖乖不得了，几十针扎了，但是疗效呢？不显著。往往我们老师指导一下，少打几针，效果集中了，效果就好了。所以，穴位之间有的可能是拮抗作用，有的是配合、协同作用，注意到这些效果就好了。

关于心衰我再强调一下，我们在临床治疗心衰的时候可以配合一些针灸，这个效果还是比较好的。

最近他们报道，有一个新的穴位，其实这个还是心经上的，治疗心律失常有些疗效，现在我提供给大家参考。这个名字提一下，叫作"心平"，心平气和啊，这个名字挺好。治疗心率快，它有效果。这个新穴位要经受时间的考验，临床的考验，我不多讲了。最近，我看到一个文献，说治心律失常有效，部位在什么地方呢？部位在少海。你们有机会的时候用一用看，我也再试试看。因为，有报道说它治疗心律失常有很好的疗效，但是我们不能轻易地否定人家的实践经验，所以我们要复制，复制了以后，得出一些理性的认识。

最后，说一个小知识，经常用，很简单的，就是怎么治疗尿潴留。急诊里面尿潴留是很常见的，中医称"癃闭"。西医治疗尿潴留往往是插导尿管，一插就行了，但是这有一个缺点，就是容易感染，感染之后容易发生中毒性休克，所以后遗症比较多。我想针刺也能有效，可以说一针就可以解决问题。我们科室旁边是痔科，肛肠科。他们结扎了痔疮以后，小便下不来了。我们要给他解决这个问题，要给他畅通小便。我们尝试的机会很多，用的什么部位呢？也没什么稀奇的，就是中极透曲骨。中极是脐下4寸，脐下一共是5寸。针刺中极斜向曲骨方面透，这个不要直刺，因为膀胱是充盈的，膀胱涨得很，你再这样一戳啊，好了！尿就出来了，弄到腹腔里去就是感染了。所以，针的针尖向曲骨方向透，操作越慢越好。我在临床上用中指边透边加压，压进去的时候用震颤的方法，特别有效。你这样子一扎、一震，好了！一分钟不到他就会说他想要尿了。感觉要尿了，你不要立刻拔针，让患者在床上尿就好了，因为他是憋不住的。你不要给他拔掉针，拔掉针后去尿又尿不出了，我们发生过这种失败的病例。

今天因为这个时间关系，浪费了大家的时间，谢谢大家！

第二讲 《灵枢·九针十二原》串讲

内容提要

　　本节对《灵枢·九针十二原》中的重点难点问题进行了详细讲解，介绍了用微针的目的、针刺的注意事项、迎随补泻的手法、用针得气的方法、气血流注与脏腑虚实的科学性问题、针刺感染的问题，以及心经与心包经的关系等诸多问题。

　　今天我主要介绍《灵枢》的第一篇《九针十二原》。本篇不是一句一句讲，而是重点讲一下穴位和刺法，以及一些很主要的东西。考虑到同志们将来都是要深入钻研的，我开一个头，仅仅是一个开始。我们的经典著作中有很多古老的内容，但是这一篇不仅在临床上实用，平时写论文或者搞一些科研也经常要用其中的内容，值得大家一辈子去研究。

　　这篇的内容范围很广。同志们知道，我们针灸研究所即将恢复，但是我们现在的研究课题不是太多，因为老是搬家，搬来搬去不稳定，所以，将来同志们一起要深入地抓牢一个题目去研究。

　　我讲《九针十二原》也是一个学习的过程，现在和大家谈一下。对这篇古文进行释义主要涉及两个内容。

　　第一个是九针。这个九针，就是《黄帝内经》里面提到的九种不同的工具。我简单地讲一讲，不重点讨论了。针刺的工具，最早的时候我们知道用砭石，逐步逐步演变到用竹针，或者骨针，经历了这样一个过程。到九针的时代，根据考古的观点来看，可能就是到了青铜器的时代。因此，《九针十二原》在里边也做了一些介绍。这一篇我们学习的内容，可以参照《灵枢》的第七篇——《官针》，九针的运用以及不同的刺法，在《官针》篇里边讲得比较清楚。

第二个是十二原的问题。我们知道，针灸每一条经脉上边，都有一个特定的原穴。这个原穴可以反映正经的经气输布情况，因此称"原"。这个"原"在《中医基础理论》里讲的是"原气"。穴位里，原气最充盈的地方，我们就称之为"原穴"。我们知道，经脉里面充斥运行的是精气，也就是原气。因此，我们每一条经都有其代表性的原穴。现在有些人做了一些仪器，可以测定经络的虚实，也是将原穴作为主要研究的穴位。我们现在在观察一些经络的现象，选择一些原穴经过针刺以后，可以出现经络传导，这跟我们书上写的有一部分一致的地方。这个原穴是比较重要的。因此，我们第一篇就是排了《九针十二原》。

本篇不仅涉及针具和针刺的部位，不仅是这样，它也提到了刺法，也提到了得气，特别是后边提到的迎、随，以及补虚、泻实这几个问题。这个问题在《灵枢》第三篇《小针解》中介绍得更深入。《小针解》呢，我们也要会看。《小针解》有一部分内容是对这个《九针十二原》的一些内容具体的解释，讲得比较清楚。

因此，我们在学习时可以发现，第一篇九针的内容可以参照看第七篇《官针》；对于针法的问题，可以看第三篇《小针解》。我们还可以再结合看一篇，在《灵枢》里可以一起看四篇东西。十二原的问题在《灵枢》第二篇里面也可以作为一个补充的材料。第二篇是什么呢？就是《本输》。为什么称"本"呢？是因为其所载穴位主要分布在肘膝以下，在《灵枢》里面，四肢肘膝以下的穴位被认为是基本的穴位。我们知道经脉是"内属于腑脏，外络于肢节"。现在看来，我们治疗疾病用的比较稳定的穴位都是在肘膝以下的，这里厢（方言，里面、方面的意思）比较多。因此，这个《本输》篇就提到这个五输穴的问题。五腧穴就是井、荥、输、经、合，这里还得括号一下，输后面还有个原。《灵枢》上面记载："凡刺之道，必通十二经脉络之所终始，络脉之所别处，五输之所留，六腑之所与合。"这个五脏呢，原穴跟输穴就是一个穴位，但阳经有六个，就是要加一个原穴，因此呢，就是六六三十六，五六得三十，这说明全身的五腧穴有六十六个穴位。这就是《本输》篇里边提到的五输穴。

这些内容具有重要的研究价值。任何一个穴，都是一个研究的题目。无论是十二经穴位、原穴还是特定功能穴，都是值得深入研究的课题。目前，全国各地的学者都在开展相关的研究工作。

现在我们知道了，我们在看《九针十二原》的时候，要跟《灵枢》的《本输》

等几篇东西一起参照，这样才可以看到它这个全貌。最后，我再要提一下，你们看这个《灵枢》的时候看这本校勘本。这本书比较客观一些，就是人民卫生出版社在1964年出版的。

我们进行针灸研究的时候，往往会遇到许多版本的问题。因为时代的关系，有的有脱落的地方，有的许多段落已经散失了，有许多很简单的字，比如"工"刻成"上"，这样的话版本就不一样了，意思也不一样了。比如，有一个"心"，他一刻刻成了一个"必"，这样会对我们理解原文有一些影响。

因此，人民卫生的这本参照了现有的一些《灵枢》版本，还参照了《黄帝内经太素》。这本书我们知道是隋代的，是杨上善的注解。这个版本比较老，引用的也比较客观一些。因此，我们在深入看原文的时候，可以参照这本，我今天也是拿了这个范本。

一、欲以微针，通其经脉，调其血气，营其逆顺出入之会

> 黄帝问于岐伯曰：余子万民，养百姓，而收其租税。余哀其不给，而属有疾病。余欲勿使被毒药，无用砭石，欲以微针通其经脉，调其血气，营其逆顺出入之会，令可传于后世。必明为之法，令终而不灭，久而不绝，易用难忘，为之经纪，异其篇章，别其表里，为之终始，令各有形，先立针经，愿闻其情。岐伯答曰：臣请推而次之，令有纲纪，始于一，终于九焉。请言其道。

第一段，我不讲了，我们各位同志可以自己看一看。这个里面有一句话，我们在运用针刺的时候，有时候去引用的，就是"欲以微针通其经脉，调其血气，营其逆顺出入之会"。我们只要在这句话下面用红铅笔划一划好了。值得注意的是，那个时候的九针中，《九针十二原》里面的这个"微针"就是"毫针"。这三种针，一种是毫针，一种是微针，一种是小针，在古代都是相通的。

我们阅读古代文献的时候就可以理解了，微针和毫毛一样，比较细。"欲以微针通其经脉"，这是说毫针的刺法，其主要目的是调节血气。因为针上面没有药，

针刺主要起作用的关键就是调气，或是调血，调节血气。这样的话比较概括。

接下来它说"营其逆顺出入之会"，提示我们一定要了解经络的逆，或者顺，交叉和交汇。这个要深入一些了。

这是第一段，这一段里边我想这样讲一讲就行了。

二、小针之要

> 小针之要，易陈而难入，粗守形，上守神，神乎，神客在门，未睹其疾，恶知其原。刺之微，在速迟，粗守关，上守机，机之动，不离其空，空中之机，清静而微，其来不可逢，其往不可追。知机之道者，不可挂以发，不知机道，叩之不发。知其往来，要与之期，粗之暗乎，妙哉工独有之。往者为逆，来者为顺，明知逆顺，正行无问。逆而夺之，恶得无虚，追而济之，恶得无实，迎之随之，以意和之，针道毕矣。

接下来第二段。第二段我想重点讲了，今天第一节课的主题就是"小针之要"。"小针之要，易陈而难入。"这句话是说，毫针的刺法讲起来是比较容易的。"易陈"，容易的"易"，"陈"就是讲述的意思。"难入"是说你要深入一下的话比较困难。这个地方可以引用这样的比喻。比如我们演奏乐器，可能我们同志们有喜欢乐器的，比方拉二胡。这个二胡你拉好并不容易，但如果你拉一些一般的调子很容易，所以过去有人说，一个黄昏就可以学会二胡。针灸也是这样，过去四害横行的时候好像2小时也可以学会。另外，书法也这样。书法一般写写可以，但你想要写好，想要深入，要入门的话，必要下一些功夫。特别是这个手法的问题，不是一天两天可以解决的。这个问题我们将来可以深入探讨。

下边它说"粗守形，上守神"。这个"上"字，根据校勘本来说，就是刚才讲的，应该是"工"，是"工守神"。根据文意的注解，用"工"字比较符合。因此，我们可以帮别人加一个注。

那么，这两句话是说什么意思呢？就是说，我们一般针灸的话，"守形"呢，就是先掌握穴位，首先的疗效的关键是穴位的准确，就是"粗守形"。穴位是个基本的条件，针灸也好，推拿也好，总是需要一个穴位的，或者是哪一条经脉，都是要记牢的。

那么"工守神"呢？就是说更进一步，你要掌握"气"的问题。"神"就是"气"，包括整体性，比如脉搏虚实的情况、人体虚实的情况、针下得气的情况等。这些等会儿，我们再继续讨论。这个"神"的含义比较广。

这个里边说"神乎，神客在门"。根据校勘本呢，这个逗号错了，应该是"神乎，神客在门"，前面"神乎"，后面"神客在门"，这样读起来意思比较通畅。这个等会儿再说，一会介绍《小针解》的时候，就会得到答案了，后边解释得比较清楚一点。为什么叫"神客在门"呢？因为穴位是正气循行出入之所，就是说这个穴位是在体表上面，是体内营卫之气出入的地方。相反，在病理情况下，这个"客门"就是邪气出入的地方。"神门"与"客门"，"神"表示正气，这个"客"就表示邪气。"神客在门"，这个"门"就表示出入之门。正气出入的地方相反也是邪气可以乘虚而入的地方。因此，叫"神客在门"。因此，穴位可以作为诊断的依据，也可以作为一个治疗点。

接下来一句话，就说"未睹其疾，恶知其原"。就是说，我们诊断的时候，四诊都应该具备的。比如，我们运用切诊的时候，不能只切脉。我们针刺的时候，特别要在经络循行的四肢部位，以及原穴，或者背部的俞穴，这种部位都应该按压、检查一下是否有压痛。通过这个，我们可以知道他每一经的情况。这个我们要注意的。

那么接下来就是刺法的问题了。"刺之微，在迟速"，或者"速迟"。我认为《黄帝内经》里面的刺法是比较朴素的。最关键、最主要、最基本的手法，就是要掌握刺法的快或者慢，也就是说疾或者徐。这个徐疾法是运用提插，或者运用捻转都可以结合的，或者快，或者慢，区分补或者泻，就是用这个徐疾来区分的。

下面我们看一看这个进针了以后，要"粗守关，上守机"。这个是什么意思呢？粗的，我们要知道这一针打多少深浅，要有手感。比如，这个穴位胖的人打1寸，瘦的人打7分。这是"粗守关"的意思。"上守机"主要是要你掌握这个得气的情况。这个"机"呢，就是气来的情况。

"机之动，不离其空。"这个"空"就是穴位的意思，作"穴"字解。这句就是说，在得气的时候，气在穴位里面充斥。我们同志们都掌握一些针刺。针刺的时候，过分地捻转或提插，肌肉的纤维被缠住了以后，会发生滞针的现象，这种情况我们也有发生。但是，我们要知道，这个不是"机之动，不离其空"。得气的感觉是比较轻微的，叫清静而微，手下不能很涩，涩的话，这个不是正气。我们在针刺时，手下的感应的情况，要有所了解。

后面这段提到，在下针的时候，医生的精神意志一定要非常集中，否则，它说就会"其来不可逢"。气很轻易地已经来了，但是你却没有注意。这说明你这个刺激量没有很好地掌握。它又说"其往不可追"。气一下子就过去了，好像又没有得气的情况了。所以，我们在操作的时候一定要聚精会神。书里讲到，我们要手如握虎，这个手好像握着一个老虎一样，精神思想要非常集中，这样才能准确感知经气的往来变化。然后，我们根据它来的情况，气刚来的时候，我们可以用泻的方法，这就是"迎"。"迎"，迎接的迎。"迎而夺之谓之泻。"就是气刚来的时候我们用泻法。气要去的时候，一般我们不能用泻了，因为这个气已经虚了，我们只能用补的方法。这就是"随"，就是"随而济之谓之补"。

它后边讲到，"明知顺逆，正行无问"。意思是说，气来的时候和去的时候，我们要很好地运用这个"迎"跟"随"的手法。

"逆而夺之，恶得无虚，追而济之，恶得无实。"这两句话的内容也是丰富的。

这是说经络的流注的概念。这个"逆"就是"迎"，"追"就是"随"。这个"逆而夺之""追而济之"就是经脉的流注的顺逆。这个我们要掌握好。比方说，根据十二经脉的走向，手之三阴从胸走手，手之三阳从手走头，这样的一个流注方向，我们在针刺的时候要注意，在操作的时候有几种运用。

第一种是我们用针尖的迎随。我们下针了以后，刚才讲的，手三阴从胸走手，这个针尖随着经脉的方向进入，这样的刺，这样的刺的话不是"随"吗？相反，往上推，这个就是"迎"。因为经脉是这样去的。这个就是迎随的特质，是我们在临床上常用的。

第二种是下针的顺序，就是你先打哪一针。比方，手阳明大肠经，我们先打曲池，后打合谷，你看看他这个顺序，手阳明大肠经，是从商阳开始的，从手走头，这样打下来，先打曲池，后打合谷的话，就是"逆"。相反呢，先打合谷，后打曲池，就是"随"。这是第二个情况，就是下针的顺序。

第三种是针感的传导。举个例子，我们一打内关，中指就发麻了，我们知道下面有根正中神经，一刺上去中指就发麻了。但是，我们内关要治心胸之邪，比方治冠心病的时候，或者胸口痞满的时候，我们往往运用押手，一用押手的话，那这个针尖往上，轻轻地捻转，那个气呢，使它感应了往上，最好能让一些敏感的患者的针感可以到胸口。这个痞满的情况、绞痛的情况可以立刻缓解。这种情况我们用这个押手，就是两个手操作，就是在内关近心端加压，用左手拇指加压，压了以后呢，我们这个持针的手将针尖往上捻转，得气了以后就推，就根据针尖往上推上去。感应即使不达到中指，也可以到周边，至少可以通过一个关节向上传导，敏感的患者可以通过两个关节到这个胸部。这个你们可以试试。

第四种是迎随的时间概念。就是说我们根据营气的流行，卫气的流行，气血一个昼夜的循环这样一个概念。气血在流注全身的一周次里面，每一个脏器的气有盛的时候也有衰的时候。这个概念过去我们有一段时间认为其不太科学。但是，现在有一部分学者从生理学的角度在逐步正视这样的问题，动物也好，植物也好，可以受到时间的影响，和宇宙自然界的影响是有一定关系的。这是一个生理钟的问题。

金元时期以后，古人创立了一种叫子午流注的针法。我们看来，这个子午流注针法，有许多部分是值得探讨的，是有一定的依据的。它有两个理论的依据。一个是一昼夜之中人的气血在每一个脏器里面，好像月亮和地球有引力一样，就是说，像潮汐一样，有的时候涨，有的时候是落，也就是每个脏器本身的生理情况有盛的时候，有衰的时候。这样给我们的启示就是，十二经脉每一个时间的气血多少是不一致的。就是说，在这个昼夜里边，有它一个盛衰的情况。

但这子午流注里有个问题，就是子午流注的排法是个经验式的排法。比方说，子丑寅卯十二个时辰，子是胆经，是吧？丑时就到肝经了。这样的一个顺序是否是完全符合的？这个需要进一步研究。是不是一经一经这样的精确？我对这个的看法是有保留的。但是子午流注给我们一个启示，就是我们根据每一个脏器盛的时候治疗，或者衰的时候治疗，治疗效果一定比我们平时没有注意到这个情况时的疗效好。

三、虚实之要

虚实之要，九针最妙，补泻之时，以针为之。泻曰：必持内之，放而出之，排阳得针，邪气得泄。按而引针，是谓内温，血不得散，气不得出也。

补曰：随之随之，意若妄之，若行若按，如蚊虻止，如留如还，去如弦绝，令左属右，其气故止，外门已闭，中气乃实，必无留血，急取诛之。

接下来，我们看这一段。这一段是有关针刺补泻基本操作的。这一篇的内容也是我们要掌握的地方，就"虚实之要"这一段。

以后，我们搞经络也好，搞刺灸法也好，这一段对我们都很有意义。这段比较朴素，写得比较好。这一段的一个意思是说工具。工具是影响疗效的一个主要原因，对吧？比方，我们今天用补的方法，这个针最好不要太粗，用细一点的针。如果今天我们用巨针，很粗的针，或者用三棱针时，我们一般都是用泻的方法。这个我就提一下好了。它说："虚实之要，九针最妙，补泻之时，以针为之。"这个强调的是什么呢？就是工具的问题，这个就不谈了。

接下来呢，就是说手法的问题，这个可以讲一讲。原文中说"泻"，这个"泻"后面漏掉了几个字，在这个校勘本里面已经补上了。根据我们校勘本，漏掉了什么字呢？"泻曰"两个字后边漏掉了五个字——"迎之，迎之意"，这样我们可以看一看，意思就比较全了。《灵枢·小针解》说："迎而夺之者，泻也。""迎之意，必持内。"这个"内"我们要读"纳"，不是"内"，是"纳"的意思。"放而出之，排阳得针。"这个"得"其实是"出"，是搞错了，应该是"出针"。这个意思我连贯地介绍一下，不然我们读起来有点别扭。它说：用泻的方法，这个针就要提上来，第一步就是要很快地"纳之"，往下纳，就是深，加深！加深以后得气，随后"放而出之"，引这个邪气外出。"排阳出针"，体表属阳，就是说从深到浅，拎出来，然后轻轻地提插。这样邪气得泄，就是说可以泻掉。接下来"按而引针，是谓内温，血不得散，气不得出也"。这句就是说我们在针刺的时候，没有根据上面的原则操作，邪气没有很好地逐步逐步提出来，这样做是没有很好地掌握操作手法。这句话说的是这个意思。

下边这句是跟上边的话是相对的，一个是用泻的方法，一个是用补的方法。补的方法，就是"随"。"随之随之，意若妄之。"这个"妄"与"忘"相通，这两个字是通用的，就是忘掉。这是什么意思呢？就是说针刺的时候用补的手法，第一个就是要掌握"随"，就是刚才讲的，你的针尖的方面要随，下针的顺序要随，针刺要慢，逐步逐步加深，用轻的手法。慢到什么程度呢？好像你没有在捻，好像没有在加深，这个呢是一个补的手法。这个"若行若按"，什么意思呢？好像针在捻，但就像手轻轻地在皮肤上面留着一样。这与泻法恰恰相反，泻法就是要很快地往下，补法就是要在皮肤停留的时间比较长。"如蚊虻止"，好像蚊子叮在皮肤上，好像虫叮在皮肤上，意思就是要轻、浅、慢，要掌握这个要点。这里补泻的手法是比较朴素的手法。它还说："如留如还，去如弦绝。"这个的意思是说出针的时候要很快。快了以后呢，"令左属右"，将左边的手，押手按在右边的针孔上边，这叫直闭其孔。这一段关于针法补泻的内容，我介绍给各位医生，假使说你们有兴趣的话，在研究针灸手法的时候，这一段比较原始也比较朴素的一个手法，比较容易掌握。金元以后，这个手法有所发展，有所复杂化。

这个是让我们掌握徐疾，就是快和慢。泻的话一般先深后浅；补的话先浅后深。泻的话先进针要快一点，后逐步逐步提出来；补的话进的时候要慢一些，逐步逐步加深，出针的时候要快一些。这个就是说针刺的快慢深浅。这段我想不介绍了，我们就看一看，这一段内容是比较好理解的。

四、持针之道

> 持针之道，坚者为宝，正指直刺，无针左右，神在秋毫，属意病者，审视血脉，刺之无殆。方刺之时，必在悬阳，及与两衡，神属勿去，知病存亡。血脉者，在腧横居，视之独澄，切之独坚。

这一段我不详细介绍了，简单说明一下。"持针之道，坚者为宝，正指直刺，无针左右。"这个"持针之道"为什么说"坚者为宝"呢？这个要说明一下。就是说，我们一般针刺要强调指力。这根针进去的时候要挺，假使说你指力不到的话，针往往要弯曲。我们在练针的时候就练这个基本功。比如我们要它横刺，要它斜刺，要它直刺，这个针都要笔挺地进去，不能有弯曲。又说"正指直刺，无针左右"。针尖一定要正中直刺，这告诫我们有许多留针没有恰到好处，这个针是白打的，患者也是多了一次痛苦，就是这个意思。

这段后面一句话就是说血脉。"血脉者，在腧横居，视之独澄，切之独坚。"这个我提一下。现代观察发现，经络上常会出现一些病理反应。比方，我们经脉上有结节的反应，有颜色的反应，有的就是一个瘀阻，或者怒张，这个在治疗的时候都应该注意。这个地方注意了以后要怎么样呢？根据针灸的治则，他就提到"血脉者，在腧横居，视之独澄，切之独坚"。这个"腧"，就是跟"腧穴"的"腧"意思相通。比方，我们经络上边，血络上面有这个郁结的情况，一般我们可以用针刺放血的方法来治疗。这种情况，针具用毫针就不够了，要用其他针具。这些方法我们上海用得不太多，但是在安徽、在北京，我们到外地学习的时候看到，他们用得很普遍。这个方面有待我们将来进一步观察。因为有许多疾病，一定要在血脉上放血，放血的疗效比针刺快得多。

介绍大家看一看《官针》篇。《官针》篇里边有详细的内容，我不说了。《官针》篇里边又另外提到九针，提到九刺、十二刺、五次的刺法，这个将来我们可以在治疗的时候再详细地介绍。

五、刺之要，气至而有效

刺之而气不至，无问其数；刺之而气至，乃去之，勿复针。针各有所宜，各不同形，各任其所为。刺之要，气至而有效，效之信，若风之吹云，明乎若见苍天，刺之道毕矣。

"刺之而气不至，无问其数；刺之而气至，乃去之，勿复针。"这一段对我们针灸研究来说是有用的。这段的意思是毫针的刺法一定要强调得气。在《标幽赋》里也提到，这个"气之至也""气未至也"，它的描写挺好。气至和气不至，同志们要有所了解。这段它强调一定要气至。针灸麻醉也是这样，就是要气至。我们要掌握施用补泻手法的时机。机就是机会，就是气来了，来了以后你就立刻要掌握它，或者是补，或者是泻。

毫针之外，在九针里边有部分是用在皮肤上的，这就是员针，能按擦穴位，不进入皮肤的。这个针具的用法是像推拿一样，在穴位上面只是按压发生作用的。这是通过十二皮部起作用，和针刺深一点的毫针有所不同。过去我们在想，这个按压也好，针灸也好，推拿也好，作用到里边，得气了以后才有效果。比方，我这个按压，是不是有作用呢？现在通过各方面的研究证明，也有作用的，因为同样是设计气的问题。你按压以后，同样可以起到调整内脏功能的作用。最近，我们在推拿治疗冠心病中发现，在背俞穴上面，用按压推拿的方法治疗后 15 分钟再做心电图，患者的 T 波和 S-T 段下降可以发生改变。这个情况给我们启示，不是针一定要刺到里边引起酸胀麻才有效，不是这个意思，在体表上边按压，也是干涉气的，这个气也是可以通过经络传导的。这个对我们也是启发。

这段里面又讲了，它说"刺之要，气至而有效，效之信，若风之吹云"。得气的感觉，像风给云吹了这样快。这个说明有许多患者，通过这个得气快与慢，可以估计他疾病的预后，可以做一些参考。比方，有许多患者，针下去得气比较快，这个病容易好；针下去好像扎在这个豆腐上面，这个气是空虚的，要很久才会得气，这样子的话，这个病的预后比较慢。这种现象在毫针刺法中很常见，值得临床医师重视。

需要强调的是，气的干预应当根据病位深浅，比如皮、肉、脉、筋、骨，选择相应的刺法，不应该是强调一个方面而忽视了其他方面。

六、五输穴

黄帝曰：愿闻五脏六腑所出之处。岐伯曰：五脏五腧，五五二十五腧；六腑六腧，六六三十六腧。经脉十二，络脉十五，凡二十七气以上下，所出为井，所溜为荥，所注为俞，所行为经，所入为合，二十七气所行，皆在五腧也。节之交，三百六十五会，知其要者，一言而终，不知其要，流散无穷。所言节者，神气之所游行出入也，非皮肉筋骨也。

接下来我们看，这一段是《九针十二原》之后的第二篇《本输》这篇里提的主要内容。我们不详细介绍了，但是要说一个问题，什么问题呢？

我给同道们提出来，刚才讲的，经脉是一个流注的概念。手足三阴，从手到头，以后交接。如肺经，从少商，然后又到这个商阳，随后再上去。但这个井、荥、输、经、合，五输穴啊，它有个特点，就是从末梢一直排列到肘关节，或者到膝关节，就是说这一段是井，不管是阴经、阳经，都是井，接下来是荥、输、经、合，这个和流注的关系好像没有了。就是说，这个是阴井，这是阳井，而流注要一来一往，才可以循环的，没有往返怎么称流注呢？这个问题我要提一下。

这个问题是这样的。脉气的深浅，以及穴位的分布，越是到末端，就越是微小，这是客观存在的。肢体末端这个地方我们不能打 1 寸了，对吧？这个地方只能刺 1 分或 2 分，因为这个末端的脉气比较浅。古代认为，经就像流水一样，"井"就是泉水刚出来的时候，是一个源头，所以这个脉气比较浅，"所出为井"，所以它将出的地方称为"井"。"所溜为荥"，随后水一点点多了以后呢，要流开了，就称为"荥"。荥是小水，一点点水的意思，是溜了。之后是"所注为俞"，再后来水逐步逐步最后到"合"，"合"就是合入内脏了，输注内脏了。因此，在肘膝以上，这个穴位就比较少了，因为经气到内脏里去。四肢上边的穴位有个特点，都是治疗局部病的，下边的穴位，越是远端的，越是治疗全身的病的。在腧穴里边呢，是有这样一个特点。所以，这里面它讲到了，"五脏六腑所出"，这个六腧啊，六腑六腧啊，就是刚才讲的，一共是六十六个穴位。这些穴位我们平时经常在用，但这个里边牵涉到五行的问题，今天我们不多加讨论了。

根据《难经》，五行的补泻，叫"虚则补其母，实则泻其子"，用这样的原则，对吧？根据五行的生克关系，阳经一组穴配了五行，阴经也是配了五行，两组有不同。比方阴经的井穴的性质是阳性的，阴经的井穴是木性的，这个井与木匹配，阳的井与金匹配。金、水、木、火、土，你配上去，就是井、荥、输、经、合，就根据这个补泻。那么就有这样的一个问题，哪些符合客观，哪些不符合呢？将来要深入研究，我们要做一些对照。所以这个呢，我们将来要一起来观察，我仅仅是丢一个题目，有许多东西的确是我们做得很少。

再看最后两行。这个我提一提。最后这两行，我提一个问题，就是穴位的问题。本身这个穴位，这里面叫"节"，关节的"节"。"节之交，三百六十五会，知其要者，一言而终，不知其要，流散无穷。"这样的一句话，是什么意思呢？就是说，这个"节"是指四肢的穴位的部位，身上有 365 个。因为一年有 365 天，这个有天人相应的意思在里面。过去，我们批判的就是这个天人相应的问题，但针灸中有许多这样的痕迹。实际上，这个"节"就是穴位。

"神气之所游行出入也，非皮肉筋骨也。"这一段在研究穴位的特异性的时候，我们经常用。在写这个穴位特异性、腧穴与内脏关系方面，这一句很有用的。用在什么地方呢？就前面的"神气之所游行出入也"。就是说，穴位不仅仅是结构的问题，皮、肉、筋、骨这些是结构的问题。比方，你知道穴位下边是什么解剖部位有哪些结构，这个是基本的，但是这仅仅是一个次要的，它主要的呢，是"神气之所游行出入也"。就是说，穴位的部位是神气出入的地方。刚才我们讲的，不单单是神气，包括邪气也可以出入。刚才讲的"神客在门"，这个"门"就是这个"节"，"节"就是一个部位。我提一下，这段我们不容易理解。

七、睹其色，察其目，知其散复

> 睹其色，察其目，知其散复。一其形，听其动静，知其邪正。右主推之，左持而御之，气至而去之。凡将用针，必先诊脉，视气之剧易，乃可以治也。

我们接下来看这很短的几句话，就是说我们针灸的治疗，运用手法的时候，要观察患者的反应。我们在针刺的时候，在每一针治疗的时候要"睹其色，察其目，知其散复"。这个对我们临床上面很有用处。我们针刺的时候，在治疗第二个患者的时候，也要注意观察第一个患者，因为你要留针嘛。比方说，晕针了，患者的眼睛中的神就迟钝了，精神好像萎了，出冷汗了。这些情况，你必然要有所察觉。所以，这告诉我们，要整体都看好，要听其动静。有的时候针下去他说痛，或者说哪个地方不舒服，或者说哪个地方跳，这个我们都要在针刺的过程中要注意到。

现在有的医生针刺的时候是不用押手的，喜欢单刺法，现在叫快速进针法，这样，"啵"，进去。一般老医生做是用左右押手的。比方，左手用一点指甲，先在穴位上边给他爪切一下，随后针尖跟这个押手同时一压，进去了，两手操作是一致的。这样的一刺不痛的。我们自己试试看，当指甲一掐，右手一压，皮肤上会有一点感觉，针尖是两个动作协同进去的，一点不痛，可以这样做。这两个动作标准的话，患者的感觉是好的。

此外，得气或者没有得气，另外一个手可以帮忙。比方，得气很迟，很慢的话，你的手可以上下轻碾，这样可以促使得气。有的情况相反，针进去了以后，他说痛，这是什么道理呢？我们知道，患者比较紧张，这个肌肉纤维就收缩了，这个时候你进针的话，这个针就不能捻转了。这个时候，我们可以用切的方法，上下切按，这样一来，他的肌肉就松弛了，松弛了以后就能捻转了。他一说痛，你针就不要动了。他说"痛、痛、痛"，你再给他动，他就会一直痛。如果强行动，他肌肉紧张到不行，我们虽然有手感，但针要及时出来，不然的话往往容易折针，弄不好就要断针。

这一段是一个整体，我们要切脉，要看他这个脸色、目光的反应，以及他这个身体上针刺的动静。这一段我就作为针灸的注意事项来说，古代医家已经写得挺好了。

八、重竭、逆厥、精泄、致气

五脏之气已绝于内，而用针者反实其外，是谓重竭；重竭必死，其死也静；治之者，辄反其气，取腋与膺。五脏之气已绝于外，而用针者反实其内，是谓逆厥；逆厥则必死，其死也躁；治之者，反取四末。刺之害中而不去，则精泄；害中而去，则致气。精泄则病益甚而恇，致气则生为痈疡。

我们来看下面的内容。这是强调我们虚实的情况，这个容易理解，我不重复了。这段主要就说明这个针灸你掌握得不好呢，会有一些危害的地方，就是说有利有弊，一分为二。如果没有掌握好，在针刺的时候，不仅许多病未能治好，反而可能加重。比如痈疡，这个我们要分析一下。古代的针比较粗，针刺之后感染了，感染了以后出了一些痈疡，就是化脓了，这是因为没有很好地消毒。这个情况，我在这里要强调一下，隔衣不要针灸。我们一些老先生，隔了衣服还在针，这个我们是应该反对的，不好隔着衣服针，一个是容易感染，再一个呢，深浅不容易掌握，容易发生气胸等意外事故。这个我提一下就行了。

九、十二原

　　五脏有六腑，六腑有十二原，十二原出于四关，四关主治五脏，五脏有疾，当取之十二原。十二原者，五脏之所以禀三百六十五节气味也。五脏有疾也，应出十二原，而原各有所出，明知其原，睹其应，而知五脏之害矣。阳中之少阴，肺也，其原出于太渊，太渊二。阳中之太阳，心也，其原出于大陵，大陵二。阴中之少阳，肝也，其原出于太冲，太冲二。阴中之至阴，脾也，其原出于太白，太白二。阴中之太阴，肾也，其原出于太溪，太溪二。膏之原，出于鸠尾，鸠尾一。肓之原，出于脖胦，脖胦一。凡此十二原者，主治五脏六腑之有疾者也。胀取三阳，飧泄取三阴。

　　今夫五脏之有疾也，譬犹刺也，犹污也，犹结也，犹闭也。刺虽久，犹可拔也；污虽久，犹可雪也；结虽久，犹可解也；闭虽久，犹可决也。或言久疾之不可取者，非其说也。夫善用针者，取其疾也，犹拔刺也，犹雪污也，犹解结也，犹决闭也。疾虽久，犹可毕也。言不可治者，未得其术也。

　　刺诸热者，如以手探汤；刺寒清者，如人不欲行。阴有阳疾者，取之下陵三里，正往无殆，气下乃止，不下复始也。疾高而内者，取之阴之陵泉；疾高而外者，取之阳之陵泉也。

　　我们重点介绍一下这一段。这一段总的就是讲十二原。这个十二原，我帮助大家一起温习一下。这里面有一个特点要注意，就是原文仅仅提到十一经，不是十二经，这里边没有心经的穴位。我们后边看到，它说："肺也，其原出于太渊，太渊二。阳中之太阳，心也，其原出于大陵，大陵二。"心，"其原出于大陵"，问题就在这个里边，大陵是手厥阴心包经的。后来补上了神门，这个是心经的。我们的正中线是手厥阴心包经，那么这里边是不是缺漏？是不是漏掉了？心经的神门没有了，心经的原穴讲是讲到了，但讲的是大陵，是不是搞错了？现在，我们看到马王堆出土的文物，这个帛书，我们看到灸经的十一脉里边也有这个问题，也没有心经。

后来大家讨论了，认为古代这个心跟这个心包关系很特殊。心在《中医基础理论》里边已经介绍了，是五脏之主，是神明之府。心，本身就是不受邪的，假如说受邪，将以心包代之，有这样的一个说法。因此，我们治疗心病的时候，就是用心包经的穴位，就是用的大陵。心经要治疗的时候我们用大陵，所以心经的这个穴位就在这个心包络上边。这个是一种说法。

后来，随着十二经脉理论的完善，以五脏心、肝、脾、肺、肾为中心，加上心包，就是六脏，以配六腑。这样的一个脏腑学说，是以脏为主的。有一个脏，就有一个腑与其相表里。因此，我们排的时候，就是手的三个阴经，都在横膈以上，就是从胸走手，因为从膈上来看，就是心、肺、心包，对吧？从胸走手。膈以下，下边是肝、脾、肾，对吧？这些是从足上来的。这个是以膈为分界线。所以，它也有个关系，一个膈上的和一个膈下的连着。肺与大肠相连络，心与小肠相连络，心包和三焦相连络，这个分布是根据阴阳表里的原则来分的。这是一个方面的问题，提出十一经和十二经的问题。我初步地讲一讲。

下边我们看到这个十二原里边，有一句："膏之原，出于鸠尾，鸠尾一。"这个在《黄帝内经》或者在《中医基础理论》里边，我们忽略了，就是说不太提这个"膏"和"肓"了，是吧？那么，只有在这个穴位上面有膏肓穴。在古代医药书里边也有"病入膏肓"这个说法。这个"膏"跟"肓"，现在具体的部位是指两个穴位。"膏"的代表部位是鸠尾，位置在棘突下5分。"肓"的代表部位是气海，这个脖胦，就是气海，脐下正中线1寸，在任脉上。气海对我们全身的原气输布有重要作用，可以要温养脏腑之精。比方我们内脏中气不足，就可以针刺气海。我们治疗很多疾病的时候都喜欢运用这个穴位。

这个要补充讲一讲。《黄帝内经》中的十二原跟后世的原穴有所不同，我们学习这一篇的时候请注意。后世的原穴，是将心经、心包经这个原穴补上去了，而肓之原、膏之原，就不提了。《黄帝内经》里边，心经的原穴神门没有提到，提到了膏之原和肓之原。任脉里的原穴都是只有一个，如膏之原、肓之原，其他的经脉都是双穴，比方太渊，太渊有两个，这个不要搞错了，如果搞错了人家要笑话的。

下面讲这两句话："胀取三阳，飧泄取三阴。"治疗足阳明胃经，或者脾经，或者肝病时，我们要注意。比方腹胀，或者全身水肿，我们取的穴位，用三阳经的。飧泄，就是完谷不化，或者脾阳不振，或者是脾肾两虚的时候，我们取三阴经的穴位。这是一个治疗原则。这个提一下。

下边是说刺法的问题，我们看一看就知道了，书中说得比较形象。"刺诸热者，如以手探汤。"这个非常形象。"如以手探汤"，就是说手要放在一个锅里面，锅里面有热水，你的手一放就"噢"地一缩，就是刺要"热者寒之"，是这个意思。"刺寒清者，如人不欲行"，就是说你刺寒则留之，就像一个人和你讲话忘记走一样。"如人不欲行"，意思说，留在那边，就是留的时间要长一点。

我今天就是帮助大家温习一下这部分内容。本来我想要讲两讲的，后来因为最近比较忙，没有时间，只能以后再安排时间再和各位医生一起研究。由于我也学得不好，基础比较差，浪费大家 2 个小时，还望大家见谅。

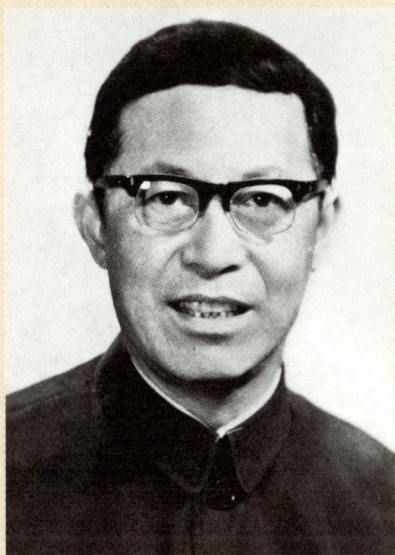

夏少农简介

　　夏少农（1918—1998），字云岫，教授、主任医师，上海市名中医。浙江德清沈家墩村东南湾人。中医外科名家夏墨农之子。1938年，夏少农毕业于上海中国医学院；1952年，调入岳阳医院外科；1958年，任上海中医学院外科教研室主任，参与编写了中华人民共和国成立后第一部中医外科学教材；1960年，调入上海曙光医院，任中医外科主任，后晋升为副教授、主任医师、教授；1993年，获国务院政府特殊津贴。

　　夏少农曾先后赴中国香港、新加坡等地讲学、会诊，曾获全国医学卫生科技先进工作者。著有《中医外科心得》《中医皮肤科精学》等书，发表相关论文100余篇。

甲状腺功能亢进的中医治疗

内容摘要

　　本讲主要介绍甲状腺功能亢进症的主要症状与临床特点、中医对其病因病机的认识及治疗方法，重点阐述了突眼症的诊疗经验。

　　主持人（凌耀星）：夏少农老师是我们上海中医药大学专家委员会临床组的副组长，是曙光医院的主任医师。他从事外科临床工作近50年，具有丰富的临床经验。他是有家学渊源的。他的父亲夏墨农是上海市很有名的外科医师，所以，说起"夏氏外科"大家都知道。今天，他给我们讲的是，甲状腺的机能亢进这么一个问题，该病证既属外科范畴，在中医临床中又属内科范畴。现在，我们请夏少农老师来给我们讲课。

　　我普通话讲得不好，讲的普通话可能是家乡普通话。我家乡在哪里呢？家乡在浙江，是浙江普通话。另外，我本身水平不够，我到这里来是抛砖引玉的，是向诸位来学习的，不是来讲课的。今天讲的这个病的西医名字是甲状腺功能亢进症（简称甲亢）。我们中医是不是有名字呢？也有的，中医叫瘿瘤中消证。没讲这个题目以前，我想作为一个外科医生，今天要在大家面前来讲一讲中医外科究竟是什么东西，大概是什么范围。很简单的5分钟的讲解。

一、中医外科的八大部分

　　中医是大科，不是小科，究竟"大"在哪里，这是个"大"的问题。我认为中医诊疗范围很大。《外科正宗》将外科分为八大类，那么作为一个中医外科医生，一定要知道八个部分的东西。要是不知道这八个部分的东西，就不能算真正的中医外科，可谓名不副实。

结合西医，我们来看看现在的中医外科究竟可以分为哪八个部分。

第一个是五官科。中医外科一定要知道眼、耳、鼻、咽喉、口腔的病。什么病？要什么治疗？怎么检查？都要知道。这是第一个部分。

第二个是肛肠科。我们中医外科要知道痔疮、瘘管等疾病，可以检查，可以治疗。这是第二个部分。

第三个部分更重要，是中医皮肤科。西医所谓皮肤科的病，中医一定要知道。但实际情况呢？你们知不知道，上海几乎没有中医皮肤科！很少！我知道北京协和医院有 65 个病床是中医皮肤科的，协和那里还独立有一个中医皮肤科病房。我们中医外科包括皮肤科。西医不能解决的，我们中医可以解决。这是第三个部分。

第四个是普通外科。我们中医外科医生要知道，外科临床最常见的三个病——阑尾炎、肺脓疡、胆囊炎。如果不知道，你这不是中医外科医生。这是第四个部分。

第五个是泌尿科。西医叫泌尿科，包括肾、膀胱和睾丸，还有生殖系统的问题。这个泌尿科的部分，中医外科医生要知道。如果发生一些炎症，小便排不出，胀痛，中医治不来不行。所以中医外科第五个部分是泌尿科。

第六个部分呢，真正是中医外科。现在属于中医外科的，是皮、毛、肉、筋、骨的病。包括什么呢？首先是血管病。西医说的血管病，我们中医一定要解决。现在我们能解决什么呢？能解决海绵状血管瘤、颈动脉瘤、主动脉瘤、动静脉瘤等。血管瘤，我们中医要能够解决。西医不能开刀的，不能够解决的，我们中医要解决。所以，中医外科要解决这个血管问题。肉是什么？痈、疽、疖、疔都在肉里面，都在皮和肉的地方，以肉为主。肉里面还包括甲状腺病、乳腺小叶增生、脂腺炎、脂肪炎、鼻息肉、鸡眼等，这些都是属于中医外科的范围。筋骨呢？是我们关节科的病，如关节炎。所以，中医外科里，皮、脉、肉、筋、骨这些外科病，我们都要能够解决。这是第六个。

第七个是小儿外科。西医有小儿外科，我们中医外科一定也要看小儿外科，比如小儿口腔糜烂。现在有些病没有了。比如麻疹就没有了。小儿得了麻疹以后造成口腔溃烂，那厉害得很，几天时间，口腔都要糜烂，嘴唇要坏掉。我们中医要解决这个问题，用砒枣散，用砒霜来解决。还有，小孩不能吃奶了，不能吃奶怎么办呢？一定要用挑治疗法。所以，小儿外科病还有很多，中医外科一定要知道。

最后一个是伤外科。人受伤了以后，骨头损坏了，骨折了，我们中医要解决吧？中医外科要解决。伤了以后，化脓了以后怎么办？中医要解决，中医外科要解决。

所以，整个中医外科的范围有八个部分。人家不能解决的，我们可以解决。要真正达到一个合格的中医外科医生的水平，很难，我也没有达到。现在在上海，我们中医外科医生少得可怜！要把中医外科这八个部分都精通，确实不是件容易的事。

我今天为什么要说这些呢？因为现在中医外科很不受重视，这让我心里特别难受。中医外科是需要下苦功夫的，不是我们没有真本事，不是我们解决不了问题。在座的各位都是很有学问的，我借这个机会希望大家要重视中医外科。如果你们都是从事中医外科的，希望大家一起努力。中医外科完全有希望振兴起来！不要以为中医外科在上海就只能看看小疮、小疖，这些都是小毛病。很多人根本不知道中医外科能干什么，以为就是治治小疮、小疖，这实际上是对我们中医外科的一种歧视。所以，今天我要跟各位同行说句心里话，希望大家明白：我们中医外科是个大科目，不是小科目，是确确实实能够解决很多实际问题的。这个问题我一定要说清楚。

在讲课之前，我觉得我们中医外科的病因学要改变。我们要改革，我们要进步。我想改革的内容呢，真要讲起来三天三夜也讲不完。我只能提一个病因问题。我个人认为，导致外科病的内因不是喜、怒、忧、思、悲、恐、惊。外科里面，喜、怒、忧、思、悲、恐、惊不可能是外科的病因。你们仔细看，哪一个病是喜、怒、忧、思、悲、恐、惊引起的？我看没有。那么我改成什么呢？改成气、血、阴、阳。这是内因，是抵抗力，是抗病能力。气、血、阴、阳，都是有物质基础的。所以，我的内因里，气、血、阴、阳有失，才真正是内因。这个我不叫它内因，我叫它"邪气因"。另一个是外因。传统的外因是六淫——风、寒、暑、湿、燥、火，但我觉得还不够。外科里，这个六淫倒可以用，但你还要加字，加五个字，六淫加五淫。什么五淫呢？就是痰、虫、毒、疫、气滞。你用风、暑、湿、燥、火来辨别病因，究因论治，那是不够的。所以，我把它改了一改。我的著作——《外科心得》，快要出来了，重点就是讲这个病因学说。

关于病因学就讲到这里，接下来我要讲甲状腺功能亢进的问题了。

二、甲状腺功能亢进的病因

甲亢究竟是内科病还是外科病，这个值得我们讨论。我认为是外科病，然而也搭上了内科。为什么是外科病呢？因为中医叫它瘿瘤。瘿瘤是外科，还是内科啊？是外科的。西医甲状腺有问题，它变囊肿也好，它变增生也好，功能要亢进了，人就生病了。生出来的病，西医讲呢，都是内科现象。

这个病的主要症状是什么呢？主要是消谷善饥。这个甲亢啊，患者喜欢吃，拼命吃，饿了就吃，吃了还饿。当时，上海市政府有这么一个命令，医生要是开一个诊断单子是"甲亢"，政府会补助9斤粮食。现在粮食丰富了，但之前困难时期，要1斤粮食不容易啊。我们开一个单子，他就补助9斤粮食。这个病是中消证，瘿瘤中消证。

我们中医一定要重视病名命名。西医的名字要知道，中医的传统命名也不要忘记了。我们现在很苦恼，我们许多学生、许多同道，只知道西医名字，不知道中医名字。中医名字都忘记了，那还干什么中医啊？我们和西医要取长补短，他们的名字，写了大家都知道，我们可以用，中医的名字也是要大家都知道。中医叫什么名字？叫瘿瘤中消证，西医是甲状腺功能亢进，简称甲亢。这样清清楚楚。

所以，这个病是内科病，我外科来讲，是因为我认为这个病也属于外科病。瘿瘤放在前面，甲状腺放在前面，这是外科；中消证，是内科，放在后面。我看的第一个病例是1970年曙光医院的一个患者。这个患者中医内科看不好，去西医内科看，西医内科看不好，去西医外科开刀，开刀以后，基础代谢不好，再跑到我这里看。当时，这个病我不知道怎么看，我就根据症状，根据病因要素来进行治疗。结果就一炮打响了，这个患者我给看好了。到现在十几年过去了，这个患者再没复发过。

我用中医治甲亢就是这样子开始的。由于时间关系，讲到这里我言归正传。中医主要是辨证究因，"究因"的"因"字很重要。我们上海的很多医生，都只知道辨证。辨证是想搞什么？不知道。我们辨证的目的是要究因，究出病因，那就可以论治了。

所以，我认为中医是辨证究因的审因论治，西医是辨病究因的审因论治。西医是辨病。病知道了吗？知道了，那么就可以论治了。病不知道的话，西医没有办法。所以，人家说，中医本事大的，病不认识，看倒是能够看好。中医靠病因，不靠病，病不知道也可以。

三、甲状腺功能亢进的症状

第一个症状是无力，没有力气。甲状腺功能亢进的患者没有力气。没有力气什么标准呢？有标准的，我们有一个握力计的标准，数值在 10 以下，就算无力。这种乏力表现在生活中是什么状态呢？比如乘车时，需要别人拉他上去，甚至要在后面推他，他才能上车。我们可以看到没有力气到这个样子的患者。为什么没有力气呢？这是气虚的表现。我临床上有这么一个老头子，年纪不大，才 68 岁，气力都已经没有了，拿东西都不能拿，10 斤都拿不动了！那么，他是没有力气了，是气虚了。

第二个症状是动辄汗出，一动就要出汗。为什么出汗啊？是因为表气不固！但在里面，还有一个原因，就是阴虚生内热。阴虚生内热，他的汗就要出了。这种发热还看不出来。所以，我们年纪大的人啊，容易出汗，小伙子就不太容易出汗，因为他们的卫气足。所以，天热，年纪大的人冷不起也热不起，一冷就怕冷，一热是汗出个不停。这是气不足，表气不足，表气不固。所以，我把气不足先拎出来。

本病还有很多症状，什么症状呢？我分一分，有三个。

第一个，是发热，就是怕热、口干，还有就是睡不着，晚上睡不着，心跳心慌，这是心火重了。心火重了当然睡不着，当然心要跳。这是个慢性病，是个虚证，又是阴虚，是心阴不足。心阴不足嘛，要益气养阴。

第二个，他容易发脾气。他对医生也会发脾气；等着看病，我先看还是你先看，他也要发脾气；在家里面也要扔东西发脾气。发脾气是什么？是肝火重！一碰就要发火。肝火哪里来的啊？水不治火，火要旺了，肝阳就上亢了，就发脾气了，要头昏了。所以，这个肝火也是比较重的。

第三个是消谷善饥，就是中消证。患者特别能吃，吃了以后就饿，饿了再吃，还吃不饱，一天可以吃掉个一两斤粮食。我看过一个患者一天吃 8 斤，吓不吓人？政府补助了 9 斤不经吃，一天就消耗了。他是胃里面有热，胃一热，就消谷善饥了。同时，患者还会有口渴，嘴巴干。那他喜欢吃啥呢？喜欢吃冷茶，一定要吃冷的，这是因为患者胃里面热。

这些症状，我们中医辨证时一个症状都不能漏。脉象，不是数脉，一定要带弦，带细，弦细数。弦是火的表现，细是身体虚的表现，数也是热的表现。舌质，十个里面九个是红的，有刺，是干的，也是火的表现。这个火是虚火。因此，我在临床上辨证，认为患者大部分是气阴不足。

甲状腺功能亢进，为什么机能会亢进了？我不清楚，我不懂。甲亢就甲亢了，我说是火重了，不是甲减，不是火低了，是火旺了，不是气有余，是气不足。因此呢，治疗以益气养阴为主。

那么是不是益气养阴就可以了？不是的。既然讲瘿瘤中消证，就说明甲状腺有问题。不管你甲状腺肿不肿，总归是机能有问题了。我们中医外科怎么辨证？怎么治疗呢？我有一个甲状腺专科门诊，西医要开刀，我这里不开刀。我们现在的患者也不少，患者很多，他们都不想开刀。我们中医可以治疗。

甲状腺部位在哪里呢？在颈部。颈部是什么部位呢？是厥阴经的经行之处。厥阴经起于大趾丛毛之际，循股，环阴器，上腹，贯膈，散于胸，再循喉咙之后，上会于巅，有个支脉在颈部。所以，颈部是厥阴经的行经之处，我认为甲状腺有问题是因为气堵住了，非要疏气不可。

另外，甲亢患者的甲状腺并没有红肿和痛。它不是甲状腺炎，也不是甲状腺脓肿，它是不红的。甲亢患者的甲状腺都是皮色不变的。皮色不变是什么呢？就是病变地方的皮色和好的地方的皮色一样。中医外科里面这样讲的，皮色不变属痰。所以，有很多病都叫痰，慢性淋巴结炎叫痰核，淋巴结核叫痰粒，颈部结核叫喉痰，都叫痰。这些个不是真的痰，就因为是皮色不变，所以叫痰。

因此，甲状腺功能亢进，我们辨证辨下来，病因是气阴不足、痰凝气滞。

四、甲状腺功能亢进的特点

治疗甲状腺功能亢进，我有几点体会希望同道们要注意一下。

第一个，我发现西医治疗甲亢往往要发生白细胞降低。第二个，对于眼睛突出，西医讲不可逆，我认为完全可以逆。我们所里收治的六七十个突眼的患者，基本好了。其中，病程最长的有 8 年，是个小姑娘，眼睛突出，现在完全好了。

我们用西药可以把心率降低，但是会有眼球突出，会有一些浮肿。中医有没有这个现象？我可以这样讲，到现在为止我们都没有发现。吃了中药以后，眼睛突出的，没有；心悸的，也没有；浮肿的，也没有。所以，中药治疗甲亢有许多优点。这些优点不是一个病两个病的。我们今年也做了总结，有篇文章登在《中医杂志》上，1984 年第 9 期，题目就是《益气养阴治疗甲状腺功能亢进症》，一篇小小的文章，这篇文章不是我自己写的，是我们集体写的。

五、甲状腺功能亢进的病机

我讲一下中医为什么说甲亢是气阴两虚呢？通过气阴两虚的病机判断能够得到疗效是为什么呢？我们人体以气阳为主。气属阳的，阴阳要转化的，气阳一虚，阴也要虚。气不足，血也要不足。所以，阳损及阴。阴虚就火旺，最常见的火一个是胃火，一个是肝火，一个是心火。怎么判断这个火哪里来的呢？喜欢吃，这个就是胃火；心跳，睡不着，就是心火；发脾气，这个火就是肝火。阳虚要损阴，阴虚要生火，生火是先生三个火，这个火不好，所以就要生病了。生什么病呢？要生甲亢。因此，既然是气阴不足，我们一定要补气，补气之后，气养足以后，阴亏也要补足，阴亏一足，火就可以降了。

还有一个问题一定要注意。是哪里的气阳虚了呢？是脾。我们临床发现脾阳和甲亢大有关系。脾阳一虚，大便要多，大便多要怎么样？水果不能吃，冷饮不能吃，但他们心里急啊，他怕热嘛，肝火、心火、胃火就多了。嘴干，要喝水，要喝茶，要吃西瓜，要吃水果，他一吃，舒服了。你一吃舒服了，但是拉肚子，这下身体的力气没有了，精神也不行了，这个病就加重了。我发现的这个特点，希望同道们将来临床上做参考。所以，我的患者来，水果不能吃。我们有个甲亢病房，这个经验就是我们在病房发现的。大家一起吃西瓜，吃西瓜，大家拉肚子，症状就加重了，给吃炮姜都不行，很难治。

还有两个问题我们要注意的。

第一个，脾阳一虚要生痰。脾虚要生痰，怎么生痰呢？痰有两种情况可以生。一个是积湿生痰，体内有湿，湿积在一起化痰，积湿生痰。一个是灼津化痰。不过你因为是阳虚，所以不是灼津，叫脾虚湿盛化痰。因为脾阳虚了，阳虚只能湿盛，阳虚不会灼津，对吧？这两个都有可能。所以，甲亢是湿痰，湿痰到头颈，头颈要粗，所以脾湿不改变，头颈要粗，就是这个意思。

第二个是突眼。我礼拜四专门看突眼门诊，患者也不少。患者甲亢指标好了，什么都好了，就眼睛突出。这是痰湿上于眼目。很多人不知道突眼怎么辨证。我有我的辨法，我的辨法很特别，同道们做参考。我认为眼睛突出是黑眼珠显得小了，眼白大了。西医讲是脂肪垫大了。脂肪什么颜色？白色，白色属痰。所以，用化痰法。用什么化痰啊？用白芥子、泽泻，效果很好的，眼睛马上瘪下去。所以，西医说不可逆，这个突眼是不可以好的。我们中医讲，可以好！我这个自说自话的东西哪里来的？就是我之前讲的病因学说，就是痰、虫、毒、疫、气滞。所以同道们，甲亢这个病，西医现在也头痛。我们可以不头痛，是可以治好的。但是，我们想要见效快一点，有一个条件，要休息！不休息不行。如果在家里面，忙里忙外，单位还要上班，那不行，真要休息，那么这个病是可以好的。

还有一个事我想再提一下的。补气以后，气阳一足是阳生阴长，阴一长，阴复火平了，火没有了，就变少火了。少火是什么呢？是可以生发之火。这个是对身体有好处的火，所以，《黄帝内经》讲：少火可以生气。

六、甲状腺功能亢进的治疗

我最后讲讲治疗。我的药不多，六味到八味。

第一味，黄芪。治疗甲亢，我重用黄芪，这是我的特点，最少30克，多则50克。第二味，党参，最少20克，多一点30克。益气两味药就好了，不要多了。

养阴呢？有两类药你要记住，大便很多的，那就用淮山药，淮山药20克，白芍20克，用这两味要达到大便一天一次。如果大便少怎么办呢？用何首乌20克，生地黄20克，就两味，不要多，不要混淆。为什么不要混淆？因为用滋阴药，我是基于这么一个体会，滋阴药一吃患者会拉肚子。所以，吃滋阴药通肠顺肠，用一点滋阴药就要大便多。这几味药，是一定要用的。

有时候嘴巴干，干得厉害，就加一点沙参，加一点麦冬，可以了，就用一般量，你用 12～15 克，不要超过 15 克。

这个方子还要加两味药，这很重要，一个是化痰的药，另一个是夏枯草，夏枯草 30 克。我们病因对应的是益气养阴、疏气化痰法，那里面一定要有理气药——制香附。好了，这张方子齐了。其他的就随症加减了，心跳快加栀子，睡不着加夜交藤。

真正要治疗这个病，就是这几味药。不过用量一定要重，大便一定要搞清楚。最后加一句，大便多用淮山药和白芍。还多怎么办呢？你一定要用炮姜，至少用 6 克；第二个用诃子，诃子至少 12 克；顶多再加点神曲 12 克。如果大便多的，一天两三次，三四次的，滋阴药一定不能给他吃，一定要用温中药。这些药不会损伤甲亢的这个阴吗？不会损伤。我们这个方子，不是只治疗好了一个患者的，我们治好的患者不少的，确实是有效果的。所以，现在我们曙光医院，房子要拆迁重造，我们外科 20 张床，专门去治甲状腺功能亢进的专科患者。

还有一个事情要注意，患者不能吃水果，比如西瓜。这个一定要严格掌握，不然就会拉肚子。我这张方子里面别的花样没有，一定要记住的就是要用黄芪，这是主药。

我水平不够，讲普通话也讲不好，就讲到这里吧！

主持人（凌耀星）：刚才夏老给我们讲了甲亢的治疗经验。他开始的时候讲了外科的范围。他为什么要这样讲呢？因为他有感而发。主要原因是，现在对外科有一些偏见。有人认为外科是个小科；还有人认为西医外科是很好的，而中医外科不怎么样。我们承认，西医外科有独到之处，但是中医的外科也是非常非常好的。

我用自己的例子来说明。去年，我要到山东去之前，生了一个托腮痈（面颊部痈肿）。这个痈很大很大。开始的时候呢，我发冷，发高烧，超过 40℃，半夜去了急诊。后来，我从第四医院转到曙光医院，开始给我用抗生素。几天以后，热度退了一点，到 38.5℃，但这个东西是越来越大。西医认为，这个一定要出头了，但要出头的话呢，就会有一个疤，虽然我是老太婆了，但是这个疤确实是不太好看。此外，就是痊愈的时间很长，但是我 25 号就要出发到山东去参加一个研究生的答辩。这个时候，医生把我转到外科病房，就是夏老他管的那个病房。我就和他说：

"夏老，我有要紧的事情，你把你所有的本领都拿出来，我一定要在 25 号动身的，非走不可。"他说："到月底行不行？"我说："不行，必须 25 号。"他说："那么好，你所有的西药都停掉。"于是，我就完全停掉西药。他给我外敷内服。结果呢，我25 号上午出院，晚上动身上火车。所以，我感觉中医外科的确有独到之处，中医外科的确是很好的。

今天，夏老给我们讲了甲状腺功能亢进的治疗。他完全是从中医的角度，从中医的理论来分析它的病因病机。他归纳了气阴不足、痰凝气滞这个甲状腺功能亢进的主要病机。针对这个病机，他用益气养阴、疏气化痰来进行治疗。他有很多用药的经验。他对于突眼症，用了泽泻和白芥子。夏老对这个有独到的经验。夏老还提出了注意事项，一个是要休息，另一个是忌生冷水果。这些都是他的经验。所以，夏老给了我们一个精彩的报告，我们对他再一次表示感谢！